U0076254

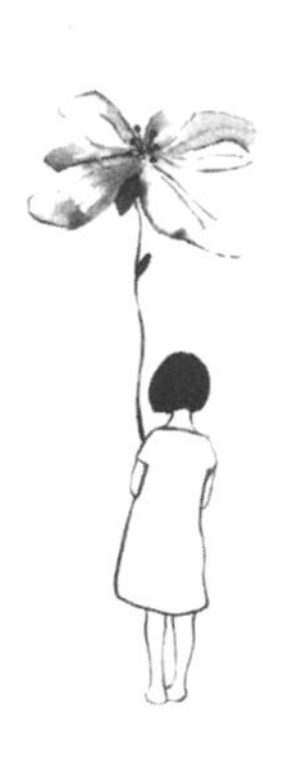

轉念，
與自己和解

哈佛醫師心能量・2

許瑞云醫師——著

〔自序〕

轉念，創造美好的家庭能量

每個人都希望家庭幸福和樂，但卻有很多人因為家庭問題而受苦。我在診間經常看到許多病人被家庭問題所擾，導致身心能量卡住，引起各種症狀或疾病。

我遇過一些個案，案主都是年輕的孩子，初見時往往帶著疏離的眼神和冷漠的表情，一開始總是呈現對世界的無情或與人隔絕的傾向，經常不願意多做溝通。但只要深入了解他們，就會發現這些孩子心中埋藏很多無法表達的愛以及難以發洩的恨。由於不斷討愛又不斷累積怨恨的感受實在太痛苦，所以到最後這些孩子只好變得冷漠無感，封閉自己，斷絕跟他人的連結，以減輕痛苦。

如果能夠耐心疏導這些孩子，真心給予關愛，其實是可以幫助他們活出正面可愛的人生。孩子只有在感到被愛的時候，才能學習如何愛自己和愛他人，可惜的是，大多數的父母因為被迷思卡住，往往無法給出純淨的愛，總是對孩子充滿要求、期待、批評、失望、討厭，或是不耐煩。許多父母以為只要努力工作賺錢，讓孩子的物質充裕，就算是盡了責任，覺得自己為孩子做了許多犧牲，因此當孩子沒有乖乖聽話，達不到自己的要求時，就會對孩子感到失望生氣，甚至會瞧不起自己的孩子。

其實孩子最需要的並不是物質享受，而是支持、關懷、愛與被認可。但是父母經常覺得孩子做得不夠，總是要他們去寫功課、去讀書，或是叨唸他們不要一直看電視、滑手機、用電腦，有些父母自己卻反而一直看電視、滑手機、用電腦。一味的批評不但無法表達對孩子的愛與關懷，還讓孩子感到被否定，覺得自己怎麼做都不對，變得缺乏自信。

孩子真正需要的東西很簡單，其實父母都給得起，重點是父母要能擺脫被社會框架限制的迷思，不再以為愛孩子就是給他最多的物質享受。

診間也處理過不少幼年時曾被父母傷害，心中充滿怨懟的成年人。父母親的錯誤行為，自然是父母親該負的責任，我們應該把父母的責任還給父母，而子女則要如實地接受父母本有的樣貌，因為我們

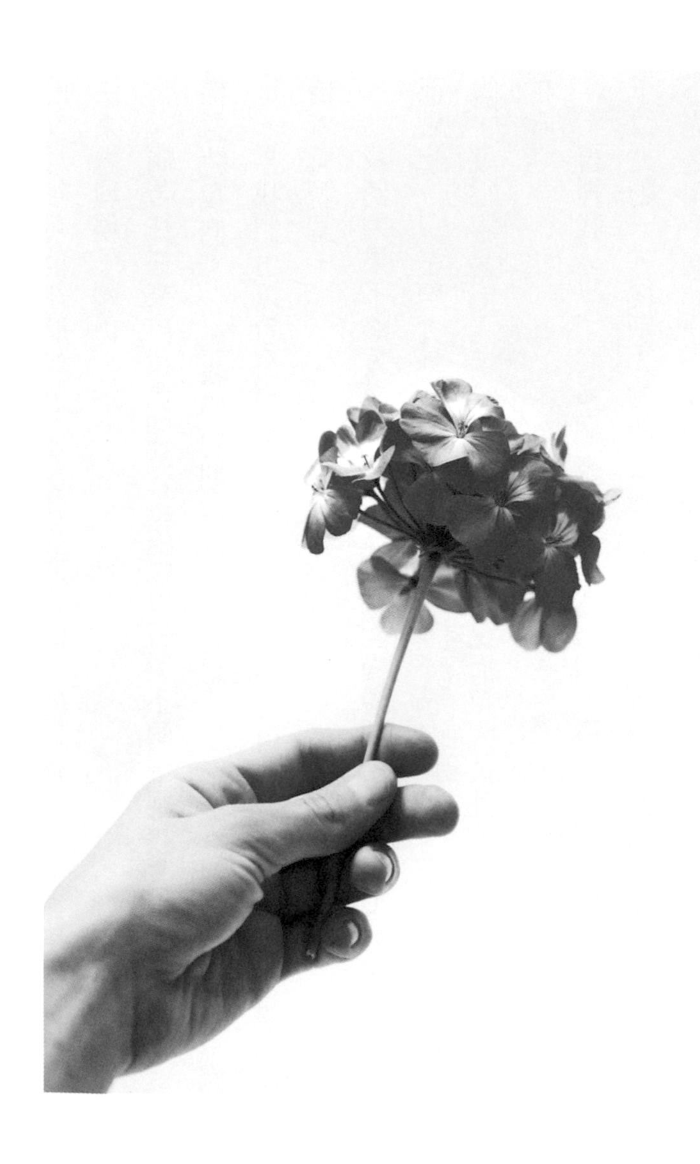

的父母很可能小時候就是這樣被養大的，所以他們只懂得用一樣的方法來處理親子關係。

痛苦往往來自我們期待父母應該有所不同、應該改變、不應該這樣對待我們，一旦我們的期待跟事實有落差，就容易感到痛苦不滿足。當我們可以看清事實，接受事實，內心自然會平靜下來，處理事情才有智慧。

我們如果不陷入想法的迷宮，就能慢慢做出改變，但如果不從自己做起，只是努力地想改變別人，既看不清楚狀況，又抗拒當下的事實，就很容易陷入情緒障礙裡，最後反而拉大彼此的距離，深化彼此的痛苦。

書裡我分享了許多個案（基於保護病人隱私，文中細節及姓名皆予以更動），從別人的問題裡，我們可以得到啟發和成長。轉念，並不光是用一個想法取代另一個想法，而是懂得用更寬廣的角度看事情，讓身心得以更自在，家庭更和諧，生命更美好。這也是我撰寫本書《轉念，與自己和解》希望能帶給大家的禮物。

［推薦序］

許醫師融化了我和媽媽冰凍多年的關係

何芯儀

許瑞云醫師在《哈佛醫師心能量》一書中提到：「生命的能量來自父母，和父母的關係是健康之源。」這兩句話好像種子般深植我心，幾經思量後，我決定鼓起勇氣帶著媽媽踏上花蓮的土地。從小到大，總是聽媽媽抱怨身體不舒服與人際相處的問題，常常帶給我無形的壓力。但媽媽只看了許醫師的門診二次，就讓我感覺到她的明顯轉變：鑽牛角尖、悲觀、負面的想法漸漸地離開她，臉上綻放好久不見的笑容。在她身邊我不再感到沉重和無力，不需要大聲說話她也能聽得進去，第一次發現媽媽的愛不是負擔而是溫暖，我們開始可以好好聊天和溝通，沒想到十幾年都不太說話的母女倆，竟然因為許醫師而莫名其妙地破冰。

醫病更醫心，是許醫師最讓人尊崇的。即使頂著高學歷高知名度的光環，她依然親切耐心地看診，專業智慧又溫柔的診療通常在當下

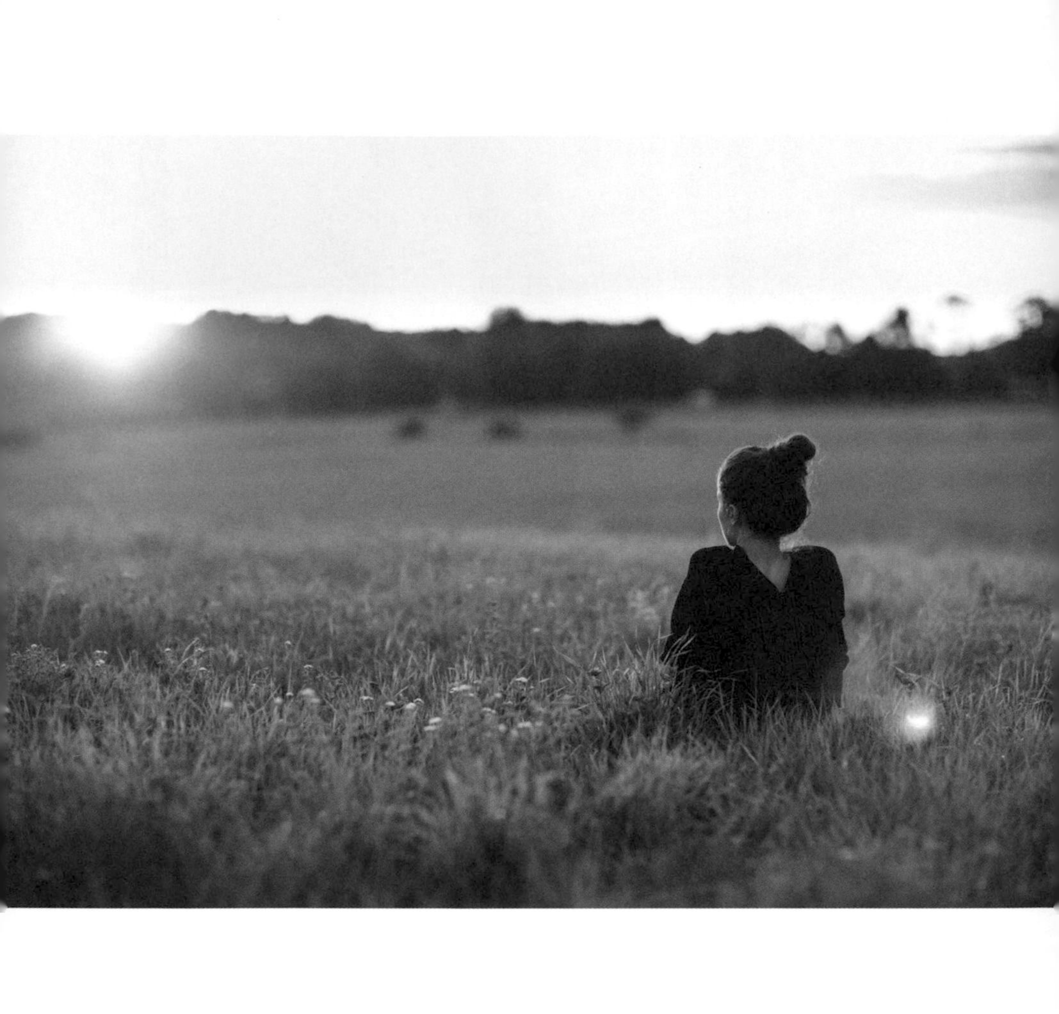

就能解除患者的不適。從新竹到花蓮的求診之路，原本只是單純想處理媽媽身體的病痛，卻意外成為我們的破冰之旅；因為我和媽媽的關係一直很緊繃，往往講不到三句話就飄火藥味，溝通結果經常是不愉快收場，為了減少衝突，我變得沉默，冷淡成為我們的相處模式。可是許醫師不僅醫治媽媽的身體，也同時療癒她的心，我和媽媽的愛得以重新開始流動。

生命原來是可以靠自己改寫的！這是拜讀許醫師著作所得到最大的驚喜，它給了我改變的動機，每當碰上難題心裡過不去時，在書裡總能找到可依循的方向，而我原本驕縱的大小姐脾氣，也變得平易近人許多，更懂得待人接物的道理。

真的很不可思議！許醫師對問題一針見血的剖析，諄諄善誘的雋語，彷彿春天的陽光，一點一滴把冰封的大地逐漸融化。誰說江山易改，本性難移呢？只要有心，沒有做不到的事。

美滿幸福的家庭會令人充滿能量，如果你也希望家人相處更輕鬆自在，不妨翻開此書，看看許醫師怎麼說，感受字裡行間的溫度，相信無論是家家難唸的經或是難解的結，都能迎刃而解，讓家人成為互相支持的力量。

〔推薦序〕

愛與能量是最好的治療

Netenma

我有兩個女兒，一個今年十歲，一個今年八歲。

姊姊在大班以前，是個不太會說話的人，她跟先生的關係一直都不太好。同樣一件事，姊姊做了會被先生罵，妹妹做了就沒事。我一直不明白為何父女倆的衝突會這麼大，姊姊是先生一直期待要生的女兒，而且在姊姊在嬰兒時期，先生每天晚上都會起來泡夜奶給孩子喝，也會幫孩子洗澡的，會陪孩子玩，為何姊姊長大後，先生跟姊姊之間的關係是如此地不和諧？我一直很苦惱不知道要怎麼辦，也曾試著跟先生溝通，但每次溝通完後，先生說：「好，會改進。」但過沒有多久，父女的衝突又來了。

因為朋友的關係，我知道了許醫師，上網看了許多關於許醫師的文章，我感覺到許醫師是一位很特別的醫師，她不開藥，用能量就可以治療病人，在她的文章中，我可以感受她的慈悲心及愛，以及對病人的用心。於是我下了一個決心，我上網掛許醫師的門診；帶全家去花蓮，到了花蓮慈濟醫院，我跟許醫師說明女兒與先生的問題，許醫師先後幫姊姊及先生做能量測試。沒想到卻在姊姊身上發現其他男人的能量，而問題其實在我身上。許醫師問我，我與先生是否為第一段婚姻，聽到許醫師這麼問，我當下嚇到了。不知道許醫師為何如此提出這個疑問。我回答說是，這是我的第一段婚姻。許醫師說：「那就奇怪了，我在姊姊身上看到其他男人的能量。而這能量不是屬於妳先生的，以至於姊姊與妳先生的衝突才這麼大。」

一聽到許醫師這麼說，我的內心非常震驚，這未免太神了。我跟許醫師坦承，在結婚後，我有出軌的經驗，直到懷了姊姊才徹底結束那段關係。許醫師說：「難怪在姊姊身上看到別的男人能量。」當下許醫師要我跟那個男人和解，謝謝他們來到我的生命中，同時也謝謝他們愛我。

做完許醫師所說的這些，我們離開了醫院，在從花蓮回台中的路上，神奇的事發生了，先生與女兒之間的緊張氣氛不見了，他們很和平地相處。現在姊姊跟先生常一起去騎腳踏車，有說有笑，會互想抬損，姊姊也會跟先生撒嬌。這一切，真的很感恩許醫師。

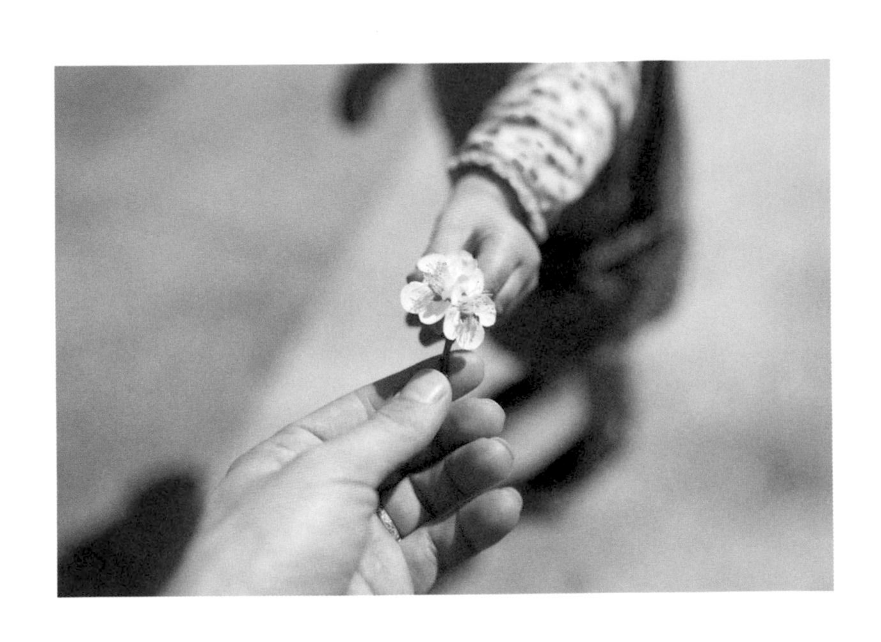

［推薦序］

謝謝許醫師，讓我眞實感受到愛

尙樺&惠玲

打從心底就感恩許醫師對我與母親的支持，一路陪伴我們走過傷痛，讓我們學習面對難題，並與它好好相處。也許緣分就是如此恰如其分，誠實地面對了，一切困境便會有所改善。

二〇一四年，我第一次遇見了許醫師，是媽媽推薦我去看長期過敏的症狀，一直以來，從小鼻子就有很嚴重的過敏，只要季節轉換或是天氣很涼的時候，就會不斷地打噴嚏與鼻塞，因此掛了許醫師的診。

醫生跟我說因為我有很多的悲傷，由於「肺主心傷」，所以心輪便有如巨石壓著般地難受，之後傷心也卡在鼻子了，且體內寒氣過多，阻礙了情緒與能量的流動，才會一直不適，在治療之後，醫生也交代我回家要好好排寒氣，並警覺自己的身心靈狀況，回到家我覺得我好了很多，從那時候我開始學會如何善待自己。

一年間，我陸陸續續都有回診，分別是不同的問題，但都與我傷心和壓抑的慣行有很大的關係。去年，我與母親一同出國旅遊，才驚覺到長時間我與母親之間的關係早有了斷層，由於我總是感受不到來自媽媽的愛，甚至我覺得在盡力之後也無法達成她對我的期待，而備受挫折，當時我並不明白與母親之間曾發生了什麼事，自從母親離開家裡之後，便無安全感，而有被丟棄的感覺。而後幾次的治療便是著重於我與媽媽的關係，許醫師跟我說：「我們沒有辦法干涉或改變其他人要如何成為他自己，我們只能夠尊重，而也必須把力量放回到自己身上，好好對待自己。」當時，我希望我能夠給予媽媽成為自己的權利，並由衷地感謝母親能夠生下我，而我也能好好對待我自己。

近日，我終於能夠從心裡真實地感受到來自母親的愛，媽媽說：「妳永遠是我的孩子。」我看到媽媽走向了我，也許在位置上應是我走向母親，但我想這是我們母女關係改善的第一步吧！

真的十分謝謝許瑞云醫師一直提醒、支持我們，讓愛能夠被看見、重新流動，並充滿我們的生命。謝謝許醫師，也希望每一個徬徨的生命能夠因為愛而有不一樣的品質。

【目錄】

PART ONE

孩子是祝福，不是包袱

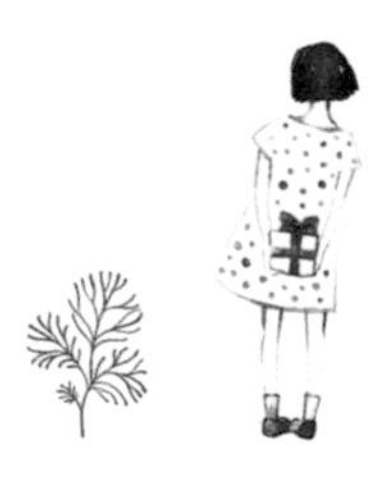

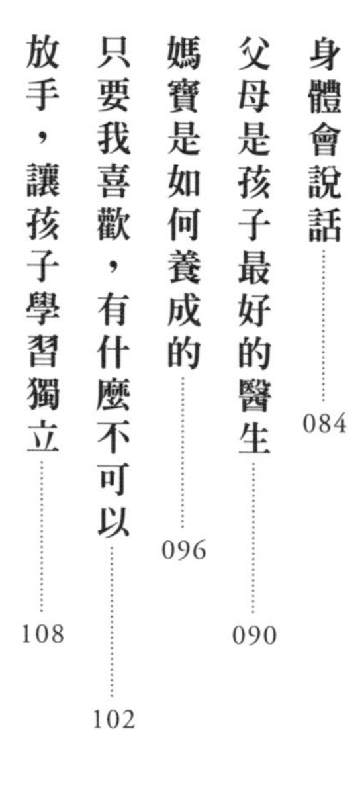

PART TWO

父母是生命的源頭

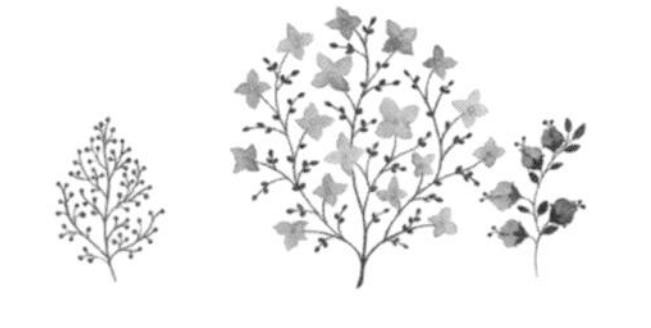

PART ONE

孩子是祝福，不是包袱

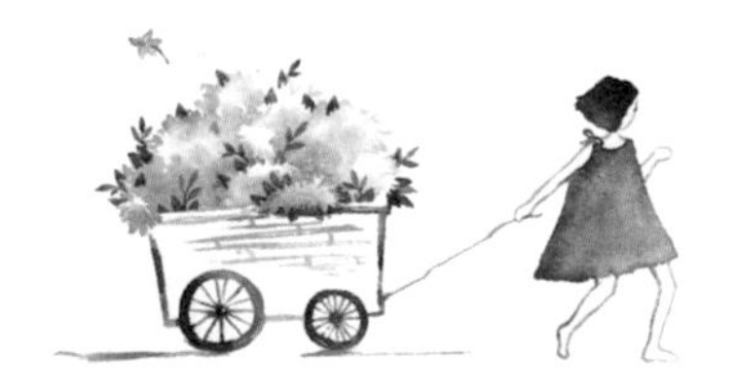

孩子的過敏源是壓力

青青已經連續三個月氣喘發作，而且一次比一次嚴重，不管是看醫生吃藥，或是使用氣管擴張劑，都沒有獲得明顯改善，讓宜潔好擔心。

青青從小就體弱多病很難帶，所以宜潔費盡心思照顧她，總是把家裡整理得一塵不染，即使只是下樓買個東西，一回到家也會馬上換掉全身衣服；除了自己嚴格執行，她也要求先生照著做，搞得全家人緊張兮兮的。只是即使做到這種程度，青青還是有嚴重的過敏症狀，讓她沮喪不已，於是更加留意居家清潔，恨不得把家裡弄得像無菌室一樣，希望撲滅所有讓青青過敏的來源。

除了氣喘過敏之外，青青的飲食習慣也讓宜潔大傷腦筋。從懂事以來，青青只吃白麵、白飯、白粥這類白色食物，為了鼓勵她嘗試不同的食物，宜潔雖然用盡了各種方法，但青青就是不肯妥協。宜潔本來就是個非常容易緊張、凡事要求盡善盡美的媽媽，她擔心青青因為偏食造成營養不良、抵抗力不夠，所以不斷地在一旁叨唸。也因為太愛女兒，眼光總是聚焦在她身上，一旦青青做了什麼不符合期待的事，就立刻喝止，讓青青覺得喘不過氣來，好像自己永遠做得不夠好，才會達不到媽媽的要求。

我告訴宜潔，父母的期待是父母自己的問題，不是孩子的問題，孩子不一定要照父母的期待發展。不要想把孩子塑造成自己想要的樣子，因為父母的期待，不見得符合孩子對於自己的生命想像。

青青之所以只吃白色食物，原因可能是她覺得吃東西是自己可以掌控的事情，如果生活中其他部分也能讓她有多一點選擇空間，可能就不會把注意力都放在控制「吃」這件事情上了。至於青青對很多東西過敏，可能跟三焦經失調有關，宜潔原本打算帶她去醫院檢查過敏源，但我告訴宜潔，就算驗出來又如何，如果不能調整對待青青的方式，那麼她的身體終究很難健康起來。

宜潔回去之後，和先生討論了很久，最後兩人都同意調整原先的教養方式，不但一改過去三天兩頭洗被子、除塵蟎的習慣，甚至在氣喘好發的季節，還是帶著青青去戶外走動，沒想到她的氣喘竟然沒有復發，甚至開始願意接受不同顏色的食物，這讓宜潔大感驚喜！這時，宜潔才明白自己以前真的給青青太多壓力和限制了。

讓孩子在關愛與支持的環境下成長

其實孩子還小的時候，生病是很自然的現象，這是身體在開發自體免疫系統功能必經的過程。如果沒有藉由與環境的互動，讓免疫系統受到適度刺激，就很難有足夠的開發，日後身體健康容易出問題。醫學研究發現，在太過乾淨環境中長大的孩子，免疫系統反而容易發展不全，過敏或自身免疫系統出問題的機率更大。所以，小孩子生病感冒，對身體健康來說其實並不見得不好。

一個人會生病，往往不只是因為接觸到病菌，最重要的還是免疫

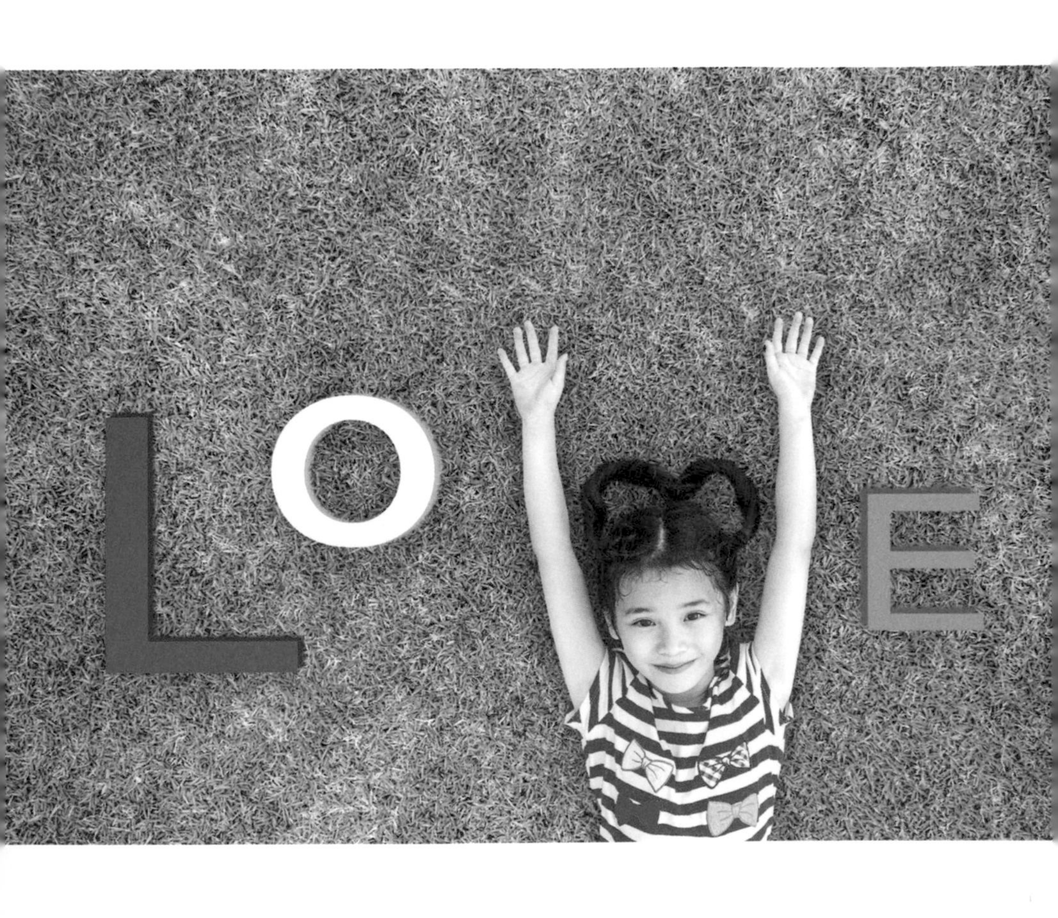
L O E

系統是否能夠發揮應有的作用。病菌無所不在，從我們的皮膚、口腔、呼吸道到大腸，可能都充滿著各式各樣的細菌，但只要人體免疫系統功能正常，基本上並不需要太擔心；就像醫護人員整天待在充滿病菌的醫院工作，只要保持免疫系統健全，就不會有感染致病之虞。

一個常常處在擔憂和壓力下的人，免疫系統也會跟著失調。很多父母對於孩子過度關注，期待也很高，但一旦過了頭，孩子可能會因為壓力大而感到不安、焦慮，削弱了自信心，甚至影響到健康。父母應該要學著欣賞孩子不同的特質，讓孩子深刻感受到父母的關愛和支持，如此一來，才會連帶地讓孩子的免疫系統跟著有力起來。

恨鐵不成鋼

祥珍帶著兒子至誠來看門診，她在初診單上寫的主訴症狀密密麻麻的，包括懶散、被動、不專心、易分心、不練琴……等，甚至還有精神不濟的問題，問題真的很大。檢查了至誠的能量場之後，我發現他的氣場顛倒、散漫、無法交叉，難怪會有那麼多狀況。

從進入診間開始，祥珍就一直數落著至誠，她除了把初診單上的問題重複講述一次，還新增了幾項上面沒寫到的問題。聽完她的話之後，我問：「妳覺得至誠有什麼優點呢？」

祥珍回道：「我只看到一大堆問題，哪有什麼優點可言！」於是，我讓至誠先到外面休息，請她留下來單獨談談。我告訴祥珍，至誠是一個聰明的孩子，剛剛幫他調整了能量場之後，注意力立刻有了明顯的改善，可見他只是因為能量場混亂，才會導致讀書效率較差。

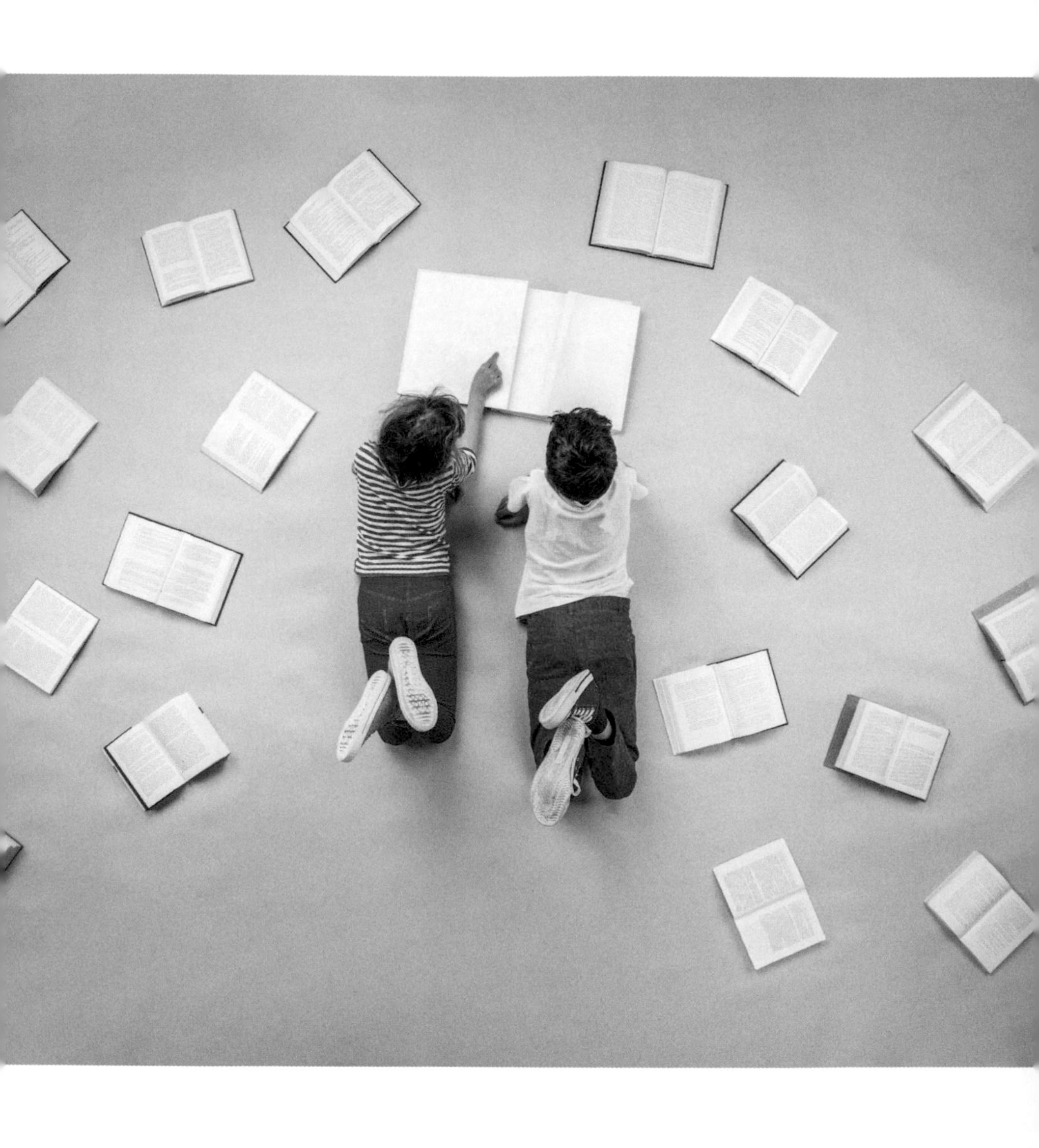

祥珍對至誠的期望很高，也的確付出了很多心力來照顧這個孩子，不過因為擔心他在課業各方面表現得不夠優秀，總是不斷地鞭策他，並且著眼於還可以改進的地方，而不去看他的優點，這是很可惜的地方。一旦至誠有什麼地方沒做好，祥珍就會毫不客氣地批評和責備；至誠的努力得不到媽媽的肯定和讚賞，自然很難產生學習動力，形成惡性循環。

事實上，當我們能夠看見孩子的優點，懂得欣賞、相信孩子的能力，給予讚美和鼓勵，他們才會變得更有信心，能量場才能協調，利於學習。

祥珍聽了我的話之後，彷彿若有所思地沉默了下來。

溫柔的擁抱比耳光更有力量

分享一個球王比利小時候的故事。

比利出生在巴西的一個貧困小鎮，他從小就在足球上展露了過人的天分。巴西是一個對足球十分狂熱的國家，比利十歲時因為優秀的球技而在鎮上小有名氣，所以大家對他自然十分熱情，經常有人會遞香菸給當時年紀還小的他，作為鼓勵。比利很喜歡這種被當成大人的感覺，但久而久之就成了菸槍，只是他買不起香菸，所以每次想抽菸的時候，就得四處向人討菸。

有一天，比利在街上向人討菸時，被父親看見了。父親當下沒說什麼，只是帶著憂傷的眼神看著他。回家後，父親問比利學會抽菸多久了，他覺得心虛，所以小聲地回答：「只有幾次。」這時父親伸出手來，比利以為爸爸氣得要賞他耳光，嚇得捂住自己的臉……。

但是怎麼也沒想到，父親卻緊緊地將他抱住，並且告訴他：「孩子，你可以成為一個偉大的運動員，但是如果你不愛惜自己的身體，染上了壞習慣，那麼你的運動員生涯可能就到此為止！未來要怎麼走，你自己決定吧！」接著，父親掏出身上僅有的幾張紙幣遞給他，並且告訴他，如果真的想抽菸，就拿著錢去買，不要向別人乞討，那樣做只會讓自己喪失尊嚴而已。

父親這番話讓比利感到羞愧萬分，眼淚瞬間奪眶而出……從此，他再也沒有抽過菸，幾年後憑著精湛球技，成為家喻戶曉的偉大足球員。比利成名後曾經拍過很多廣告，但無論廠商提出的價碼多高，他都拒絕拍攝和菸草、酒類有關的廣告；他回憶起當年自己差點步入歧途時，是父親那個溫暖的擁抱救了他。

當你遇到孩子犯錯、不知道該怎麼做才好的時候，也許可以想想這個故事，提醒自己，不要一味地苛責糾正孩子，否則很容易讓他們失去自信心；相反地，要幫助他們從挫折中學習和成長，讓他們在愛裡學到一生受用的經驗。

當孩子不聽話

群嶽小時候是個聽話乖巧、討人喜歡的孩子，長大之後卻變得愈來愈叛逆，經常控制不住暴躁的脾氣，動不動就發怒，一旦生起氣來誰都管不住；有幾次他情緒失控，當場暴走，把靜蓉給嚇壞了！靜蓉實在想不通，原本個性溫順的群嶽怎麼會變成這樣，父母師長說的話都聽不進去，整個人就好像一顆不定時炸彈一樣。

還記得群嶽第一次大聲頂嘴的時候，靜蓉原本要好好訓斥他的，結果被他激動的反應嚇到什麼話也說不出來。那次之後，群嶽只要遇到什麼不順心的事，就會發瘋似的咆哮、大吼大叫，為了安撫他的情緒，靜蓉只好遷就，盡量順著他的心意去做，希望他早點氣消。但是，他三天兩頭就發脾氣，把家裡的氣氛搞得很緊繃，靜蓉和他講話時也變得小心翼翼，生怕一個不小心，又惹得他不高興。

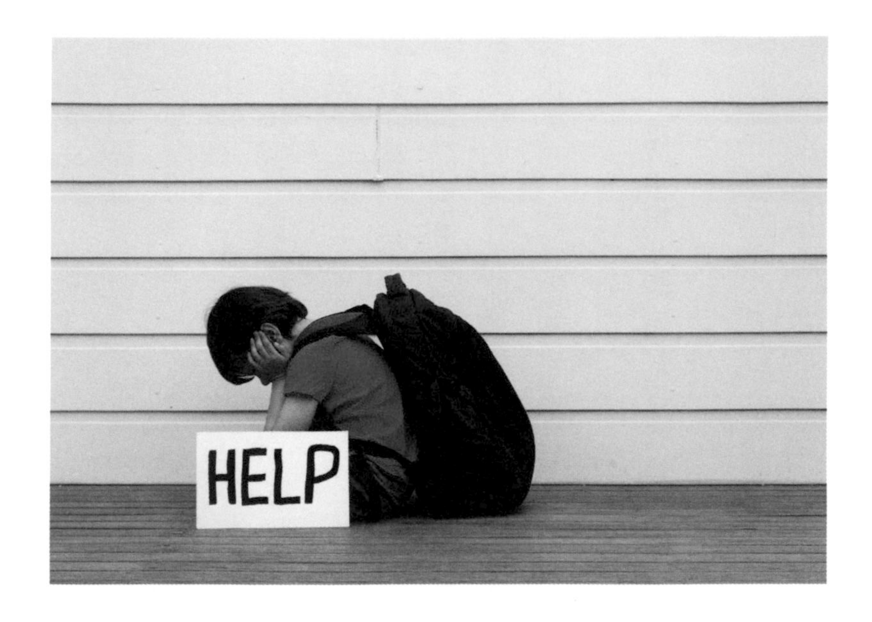
HELP

孩子從剛出生時必須完全依賴父母，到長成一個獨立的個體，就像是一段漫長的馬拉松賽程，在這個過程中，父母也要不斷地調整自己的心態。如果父母認為孩子理當要聽從自己的話，做父母希望他做的事，孩子小時候可能因為無法拒絕或不敢表達而服從，但是長大之後可能會把所有壓抑在心底的情緒一口氣爆發出來，藉由大聲叫罵、甩門、摔東西……這些行為來發洩情緒，導致親子間產生衝突。

尤其當孩子剛開始變得叛逆時，父母往往會被他們歇斯底里的表達方式嚇到，一時之間不敢多說什麼，這讓孩子以為發脾氣就可以阻擋來自父母的壓力，下次也就如法炮製，甚至變本加厲，直到父母妥協為止。有些父母直接跟情緒失控的孩子對嗆，只會讓怒氣在家中快速蔓延。

站在孩子的立場，耐心傾聽／學習情緒管理

所謂的叛逆，很多時候不過是孩子不再全盤接受大人的意見，而是直接表達自己的想法而已。這是他們努力探索自己的表達方式，想

要爭取更多獨立自主的空間，或是表現得與眾不同，做父母的請不要急著給孩子貼上「叛逆」的標籤；不妨試著去理解孩子的心理，為什麼他們想要突顯自己，是希望吸引別人的注意，還是發揮自己的創意？

當孩子開始表達自己的意見時，父母要學習傾聽，讓他們有管道可以傾吐自己內心的感受，千萬不要不耐煩地打斷孩子，或是立即否定他們的想法，「這樣做不行啦！」、「那樣做一定行不通！」……一旦孩子感覺到被否定或者被輕視，很可能就會關上溝通大門，不再與父母分享心事。

做父母的應該鼓勵孩子多表達自己的想法和感受，而且要給予適當的尊重。

當孩子情緒爆發時，父母千萬不要急著在當下要求孩子聽話，只要坦誠平和地告訴孩子你明白他現在很難受，你願意給他一些時間調整自己，你也因為他頂撞的言語而感到不舒服，所以希望等彼此情緒都平復後再好好地談。

正值青春期、精力旺盛的孩子，面對課業和人際關係等重重壓

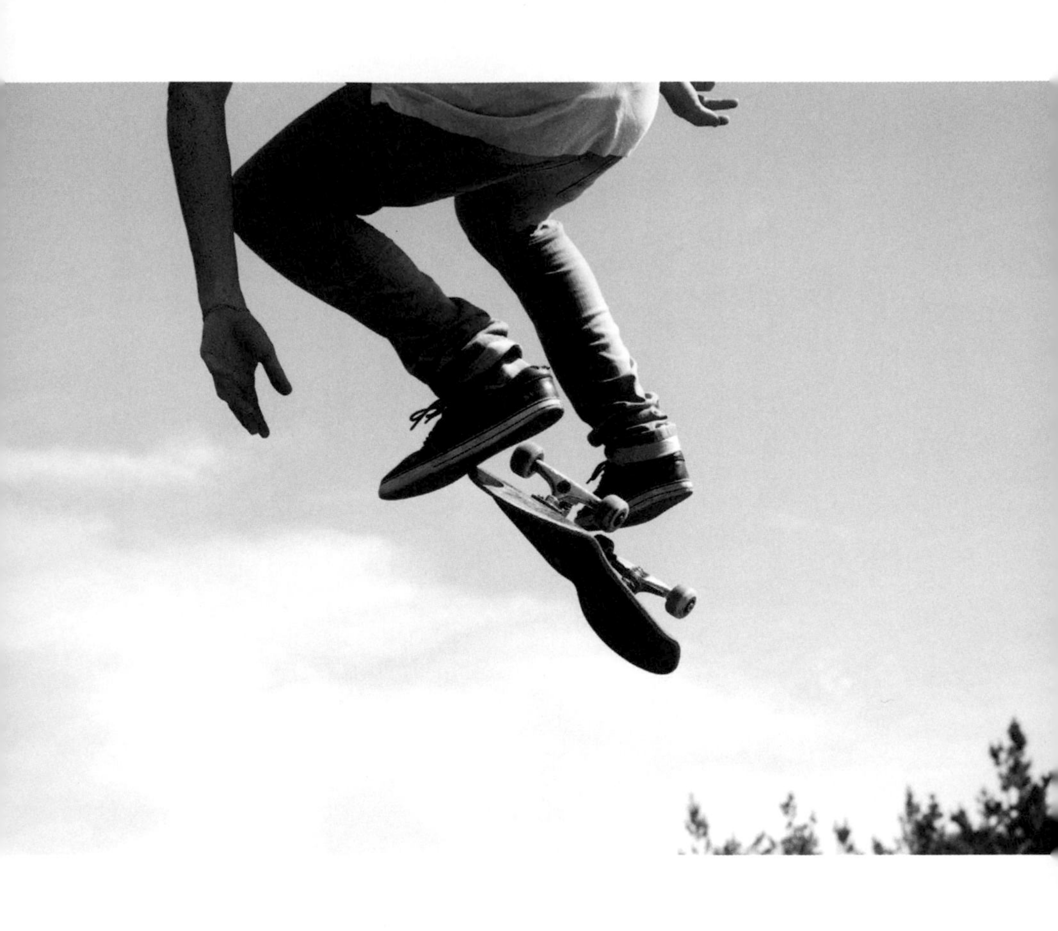

力，更需要抒發的管道，不妨讓他們找機會多運動，到戶外走走、多接觸大自然，更能夠穩定起伏不安的情緒。

父母親不妨好好地觀察青春期的孩子，留意他們的外表、交友狀況和情緒是否有什麼變化，平常多花點時間跟孩子聊聊天，了解他們對什麼事情感興趣，找出可以共同討論的話題，拉近彼此之間的距離；不要一開口就是說教或訓話，也不要等到孩子出了問題才去關心，往往為時已晚。

其實青春期的孩子正處於對人生感到困惑的階段，很需要長輩的建議，並且同理他們的感受；將心比心，身為大人的我們，是不是也很受不了周遭的人動不動就提出毫無建設的批評，或是強迫我們接納他們的意見呢？只有不帶任何批判地理解孩子，才能得到他們完全的信任，陪伴著他們一起邁向更成熟的大人世界。

為什麼孩子總是和我唱反調

情緒能量場屬於「視覺型」的人，身心處於平衡的理想狀況時，非常具有前瞻性和規畫性，做事有條有理，但是當他們壓力太大或情緒失衡時，就很容易眼中只看到別人的問題，所以會不斷地指正他人，要求他人做出改變。

而情緒能量場屬於「感受型」的人，天生就特別能夠體會他人的需求或期待，有強烈的同理心和慈悲心，希望讓身邊的人都感到愉悅滿足，因此常常壓抑或忽視自己的感受來符合他人的期待，只是一旦壓抑委屈太久，情緒過度飽和，就容易變得易怒，愈來愈難相處。

當視覺型的媽媽遇上感受型的小孩，往往會把孩子的乖巧視為理所當然，不斷要求孩子，希望他們做得更好、更完美；也許孩子的精神早已難以負荷，視覺型媽媽卻沒有察覺他們內心的委屈、難過和生氣，依然故我，直到孩子情緒大暴走時，才發現親子關係已經惡化到難以收拾的地步。

麗秋和健勳這對母子，就是視覺型媽媽與感受型小孩的組合。麗秋常常因為健勳而生氣，覺得他很不受教，好像是生來跟自己作對的，兩人總是講不了幾句話，就忍不住吵起來。尤其健勳進入青春期之後更是叛逆，麗秋要求的事情，他往往都做不到，例如麗秋要他收拾房間，他的反應不是拖拖拉拉，就是當作沒這回事，有時稍微整理了一下，沒多久又搞得亂七八糟。

另外，麗秋常覺得他的坐姿不正確，整個人懶懶散散的，搞得視力和脊椎都出了問題，所以不厭其煩地一再提醒他不要駝背、糾正他喜歡躺在床上看書的習慣，但他仍然愛理不理的；而且麗秋唸久了，他也不高興，常常會頂嘴，母子兩人的關係因此變得劍拔弩張。

尊重每個人不同的生活方式

麗秋認為健動是因為坐姿不良才導致近視和脊椎側彎，但其實脊椎側彎的孩子很多時候是因為內心感覺到自己的生命沒有被支持，尤其感受不到來自父母親的支持，整個人會覺得很洩氣，所以脊椎挺不直，容易歪掉。

我告訴麗秋，如果孩子感覺到自己是被父母支持的，那麼脊椎自然就會挺直。「視覺型」的人喜歡做事井井有序，習慣中規中矩的生活，但感受型的人天生就比較散漫，對凌亂的容忍度很高，即使旁人覺得一片混亂，他們卻能一派悠閒地置身其中。「感受型」的人直覺很強，往往是憑著直覺而非邏輯來探索這個世界，所以他們的亂可說是一種「亂中有序」。

健動沒有按照麗秋的標準整理房間，是因為每個人對整潔的標準本來就不一樣，不同的生活方式也沒有絕對好壞的二分法，應該要學習接受彼此的差異才是。我建議她，不妨讓孩子管理自己的房間，如

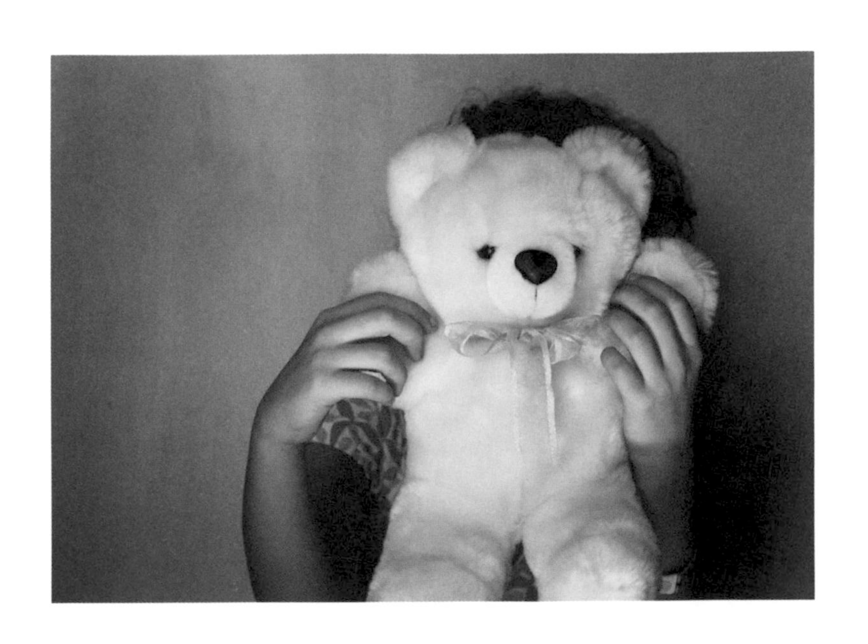

果他受不了髒亂的話，自然就會動手整理；做父母的要懂得尊重孩子選擇的生活方式，不要硬是把自己的一套標準套到孩子的身上。

健勳是麗秋的第一個孩子，她第一次當媽媽，有很多不懂的地方，而她一看到問題就會想辦法去矯正，這是她不自覺的互動模式，並不是故意在找碴。我告訴健勳，媽媽是視覺型的人，習慣吹毛求疵，挑剔別人的錯誤，但她並不是故意的，就像健勳也不是故意不說出自己的感受一樣。麗秋的要求和批評背後其實是愛，只是有時候她的表達方式讓健勳感受不到愛，但如果他用憤怒、不聽話或不理不睬的態度來回應，也會讓媽媽感到痛苦、失望。

人與人之間由於屬於不同情緒類型，所以會用不同的方式看待、處理事情，難免產生誤會和摩擦。當事實已經發生，或者你發現別人的所作所為就是和自己不一樣時，堅持己見有用嗎？一味抗拒已經既定的事實的一方，必定是痛苦的輸家，因為事實就是如此，不會因為你的抗拒或感到痛苦而有所改變。

若是你看不慣他人，認為對方應該改變時，不妨反思一下：是不是被自我的框架給設限住了？如果你是「視覺型」的人，請試著學習往內看自己的錯誤，往外看別人的優點，尊重每個人都有各自的生活方式，不要強迫別人必須採用自己的標準；如果你是「感受型」的人，則要勇於表達自己的意見，不要凡事壓抑在心裡，這樣別人是無法理解你的想法的；與其期待別人花心思來猜測自己的想法，不如坦誠以告，這樣會讓彼此相處起來更輕鬆自在得多。

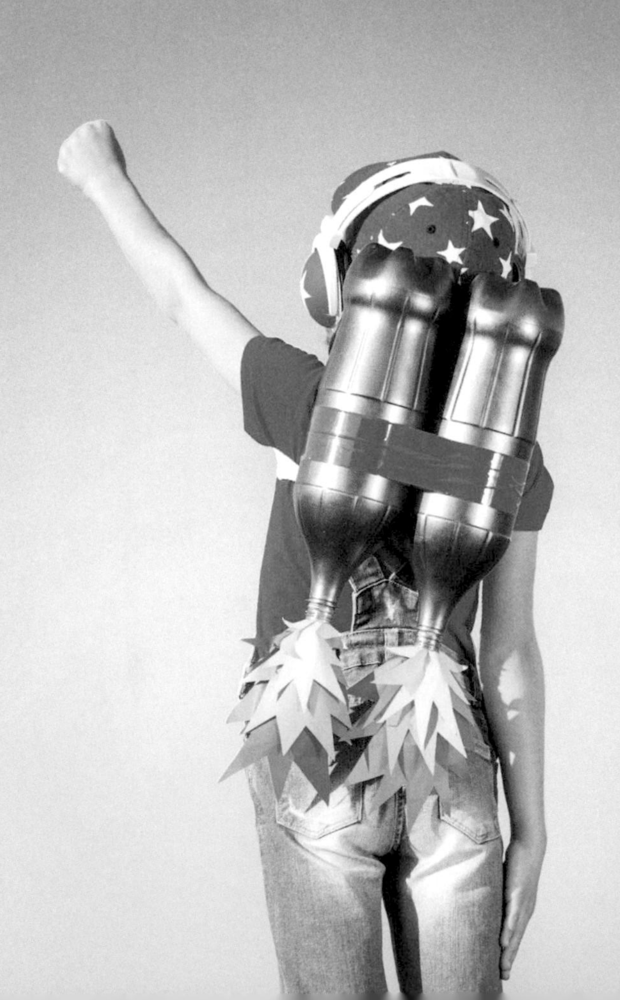

孩子是獨立的生命個體，
幫助他們找到一條最適合的路，
成為最棒的自己，
就是父母可以給予孩子最好的禮物。

逃避現實的網路上癮症

素欣從小就不讓兒子子瑋接觸電腦，更別說上網，就連學校作業需要用到電腦，都不讓他自己一個人完成，也不讓他擁有手機，因為她覺得3C用品對小孩來說，百害而無一利。小時候的子瑋很聽話，也不知道電腦遊戲有什麼好玩，所以對於媽媽的堅持也不在意；後來上了國中之後，看到同學們喜歡上網玩電動、下課後經常聚在一起聊網路遊戲，自己一句話也插不上，就覺得格格不入，所以回到家後央求媽媽買一台電腦給他，但素欣還是不答應。

子瑋心想：「既然媽媽不買給我，那我就去網咖吧！」

當素欣知道子瑋放學後居然跟著同學去網咖玩線上遊戲時，簡直快要氣炸了！但是她也擔心子瑋在網咖交到壞朋友，於是和先生商量之後，決定還是買一部電腦給他。沒想到子瑋開始沒日沒夜地上網玩遊戲，甚至玩到廢寢忘食，等到第二天早上起床準備上學時總是痛苦萬分。素欣要求子瑋節制，他卻像是上癮了一樣，嘴巴上說好，但一玩起來又沒完沒了，素欣經常要三催四請，他才肯上床休息，原本還不錯的課業成績也漸漸退步。

子瑋沉迷於網路，讓父親感到非常憤怒，父子之間還曾經為此大打出手，好不容易子瑋考上了外縣市的大學，搬出去住，但每次回到家還是為了上網問題和爸媽鬧得不愉快，令他們感到十分頭痛。

幫助孩子找到生活目標與熱情

愈來愈多人有網路上癮的問題，不只是青少年流連網路世界，一些已經大學畢業的年輕人也是成天待在家裡上網，不外出找工作，沉迷於虛擬的網路世界。

孩子之所以沉迷於網路，其中一個很重要的原因是對於生命充滿

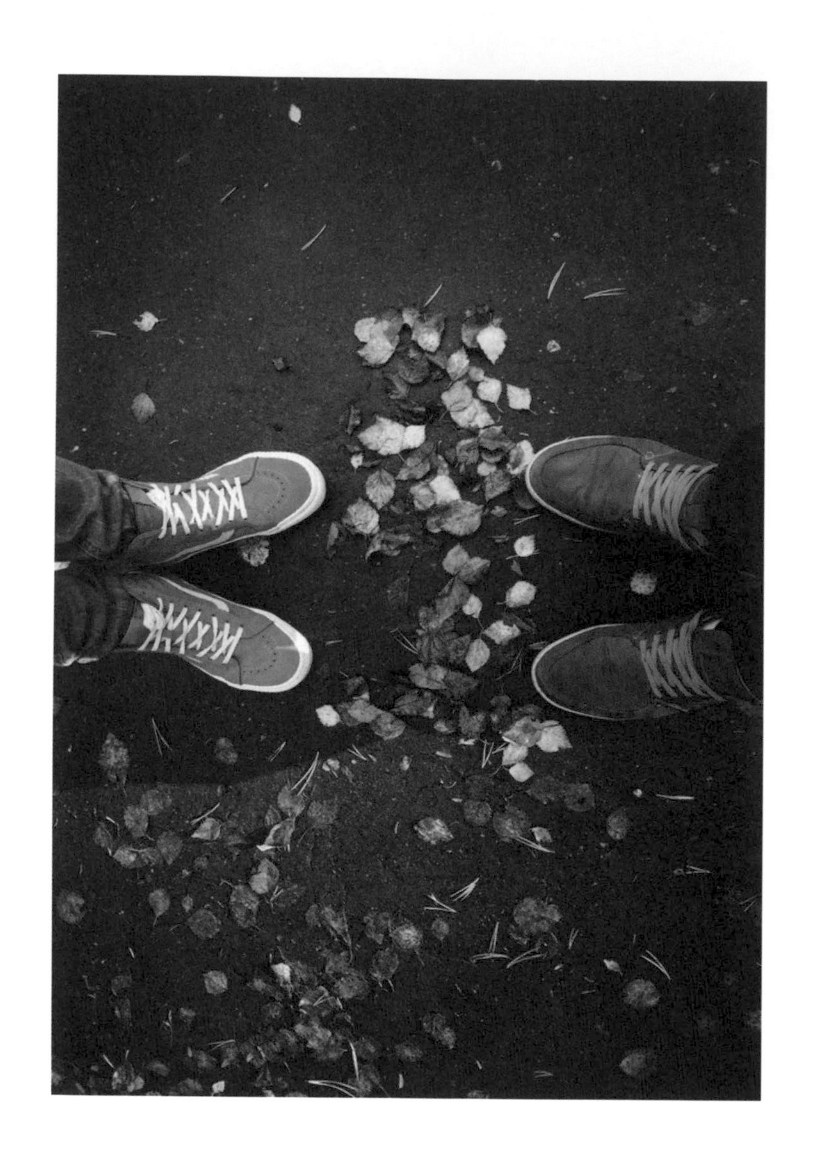

了迷惘，找不到人生的目標。尤其有些孩子對於自己就讀的科系興趣缺缺，畢業後也不想繼續從事相關工作，雖然嘴巴上不說，但對於看不到未來的出路，內心還是暗自焦慮、惶惶不安，只好躲進網路世界來逃避現實。只要連上網路，就可以把那些排山倒海而來的憂慮或壓力暫時拋到九霄雲外，而且闖關拿高分能獲得征服的快感，還可以向同儕炫耀，更是讓他們耽溺其中，難以自拔。

如果想要讓孩子戒除對某些東西「上癮」或是「沉溺」的症狀，就必須幫助他們找到生命的動力和目標，否則再怎麼禁絕，還是徒勞無功。面對網路上癮、沉迷其中的孩子，首先要協助他們處理內心的抑鬱、焦慮和壓力，此外如果真實世界中也有能夠讓他們願意全心投入、引起高度興趣的事物，相信他們仍然樂於從虛擬世界中走出來。

青春期是孩子生命重大的轉捩點，從孩童時期對父母的全然崇拜與服從，由他人為自己做決定的慣性中跳出來，轉而學習自我決策，為自己負責，不再把所有的決定權交給父母或長輩。父母必須懂得放手，給孩子犯錯和失敗的空間與機會，也讓孩子在過程中得到成就感。如果父母不能尊重孩子的意志，仍然想控制孩子，不斷否定孩子的想法，所有的需求都是別人的需求，那麼孩子就很難找到生命的目標，容易變得依賴無力。父母可以分享自己的經驗或想法，但要給予孩子犯錯和失敗的權利，才能幫助孩子培養獨立的人格與自我負責的態度，同時點燃孩子探索生命的熱誠，找到生命的動力所在。

我遇過不少醫學院學生，從小就很會唸書，因此選擇了就讀醫學院。但有些孩子本身的興趣和熱情並不在醫學領域，所以缺乏讀書和學習的動力；有些人則不適合從事醫師工作，例如有些學生很內向，不擅與人接觸，一到臨床階段，工作量大增，又要接觸病人時，常常心情沮喪，甚至罹患了憂鬱症。

幫學生做心理諮商的時候，面對那些無力感很重、沒有動力學習或實習的學生，我問他們為什麼來唸醫學院？最常聽到的回答是：「父母親希望我唸醫學院，以後可以當醫生賺大錢！」、「剛好分數足夠可以上醫學院，如果不唸，大家都覺得太可惜了！」……這些學生因為不敢違背家人的期待，也沒有勇氣去追尋自己的夢想，所以過得很痛苦。由於失去生命的動力，活得很不起勁，常常出現容易感到疲累、注意力渙散等問題。

西方的父母多半把孩子看成是獨立的個體，而不是父母的財產，他們會尊重孩子自己的選擇，給予較大的自主空間。台灣的父母對孩子經常抱持著望子成龍、望女成鳳的期待，要求孩子拿高分、進名校，畢業到大企業上班，而孩子在父母的嚴格要求下，也變得得失心很重。他們認為學習是一種競爭，看成輸贏的比拚，因而喪失了學習本身的樂趣。一旦出了社會後，更是迫不及待地想要從學習中逃離，結果很難有更多的進步和突破。

所以，父母要幫助孩子培養自己的興趣，和孩子一起尋找他的人生夢想，讓他們可以做自己喜歡、擅長的事。有些父母習慣直接否定孩子的夢想，認為這些夢想不可能實現，只會讓孩子深感挫折，覺得沒有人支持自己，所以產生自我放棄的念頭。

人生可以有夢想，但築夢要踏實，實現夢想絕非一蹴可及，有些夢想需要更多時間、付出更多的努力與耐心才能實現，但只要願意往前走，通往夢想的過程，本身就是一種幸福。

如果孩子的夢想是擁有一家自己的餐館，那麼就鼓勵他開始想像這家餐館會是什麼樣子？要賣什麼樣的餐點？理想的開店地點會在哪裡？需要哪些條件……陪著孩子一點一滴去規畫夢想的細節，此外，也可以讓孩子利用寒暑假到餐館打工見習，了解餐飲業需要什麼樣的人才、必須採購什麼設備等等，當計畫愈周全，愈容易實踐，成功的可能性就愈大。

身處在這個多元化發展的現代社會，行行都能出狀元，例如將中國傳統哲學、文學、佛學等經典畫成漫畫的蔡志忠先生，就是華人漫畫界的傳奇人物，他的作品深受廣大讀者的喜愛，讓更多人有機會認識原本艱澀難懂的典籍，並且被譯成四十多種語言，在全世界發行。

蔡志忠談及父母對自己的教育時說到：「我爸媽最大的特色就是：Go ahead（去做吧）！」他在十五歲時就獨自離家到台北發展，二十多年後，獲頒十大傑出青年獎，當他上台致辭時說：「感謝我父親，他沒替我做什麼，只是讓我可以自由地畫漫畫。」對於父親給予

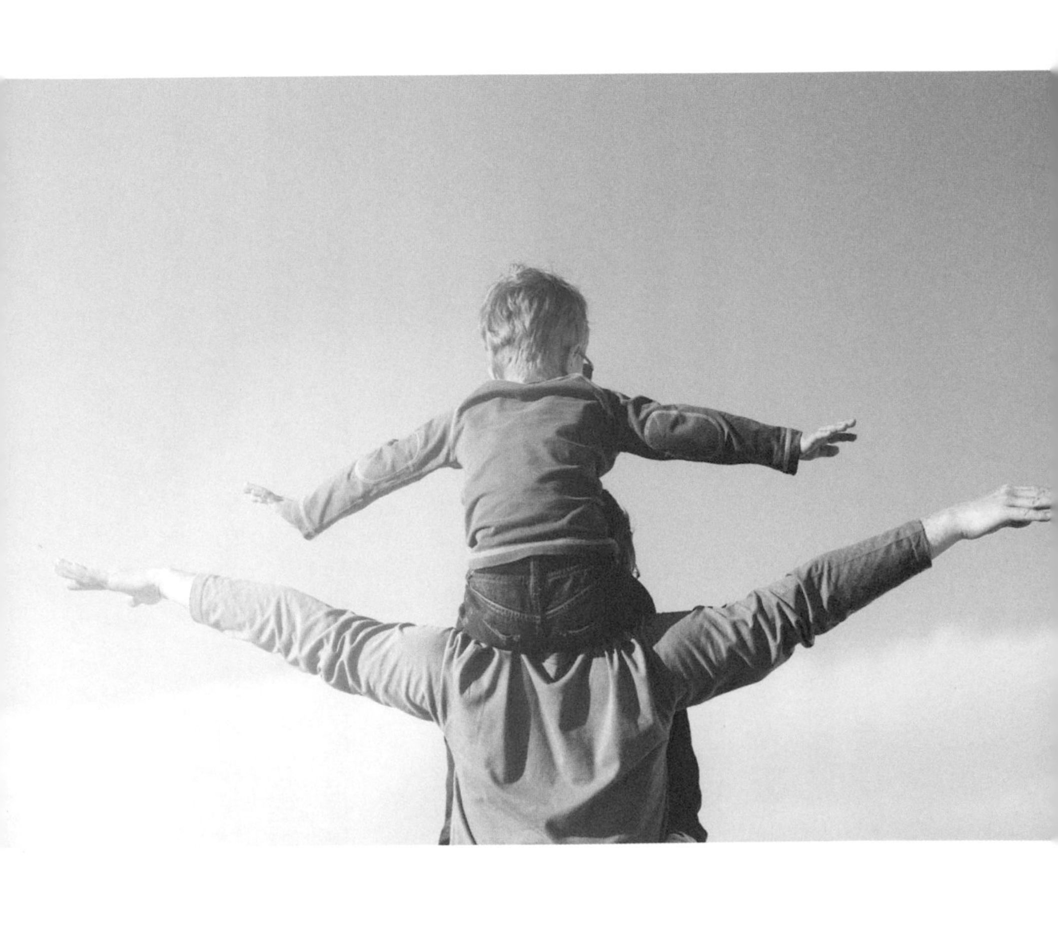

他廣闊的自由，表達了由衷的謝意。

另一個引起「林來瘋」現象的ＮＢＡ台裔球星林書豪，也是家喻戶曉的例子。林書豪雖然是哈佛大學經濟系高材生，卻選擇了球場成為他追逐夢想的舞台，即使經歷無數失敗、冷落與屈辱仍不放棄，而他的父母也始終支持他的決定。

鼓勵孩子讀書學習固然重要，但是父母的身教往往才是關鍵，如果父母親愛看電視、愛上網，又怎能要求孩子愛看書、樂於學習呢？此外，很多台灣父母都有一個通病，就是對於孩子的管教有很強的主導性，如果遇上了比較有主見的小孩，就容易和父母產生衝突，或是和父母的關係愈來愈疏離。

父母的支持與陪伴，是孩子在人生中遭逢挫折失敗時，往往得以繼續勇敢前行的最大推力。孩子是獨立的生命個體，幫助他們找到一條最適合的路，成為最棒的自己，就是父母可以給予孩子最好的禮物。請懷抱著耐心和愛心，引導孩子一步一步往夢想的路上前進吧！

孩子不乖，究竟是誰的錯

錦玲在國中教書十幾年，這幾年愈教愈挫折，特別是今年帶到的班級學生程度很差、也特別調皮，上課時總是吵鬧不休，不時有家長打電話向她抱怨孩子在學校的學習問題，而校方則經常向她施壓，要求她認真教學，別讓這一班的學生成績把全校總成績給拖垮了……種種壓力讓錦玲感到愈來愈焦慮，開始出現失眠的困擾，每天晚上躺在床上總是翻來覆去睡不著，腦袋一直空轉個不停，隔天上課時精神不濟，加上學生又不聽話，讓她覺得自己都快要崩潰了！一段時間下來，心裡開始萌生了辭職的去意。

經人輾轉介紹，錦玲來看我的門診。她說這幾年教書教得很洩氣，今年運氣尤其不好，居然帶到全校最難帶、程度最差的班級，學

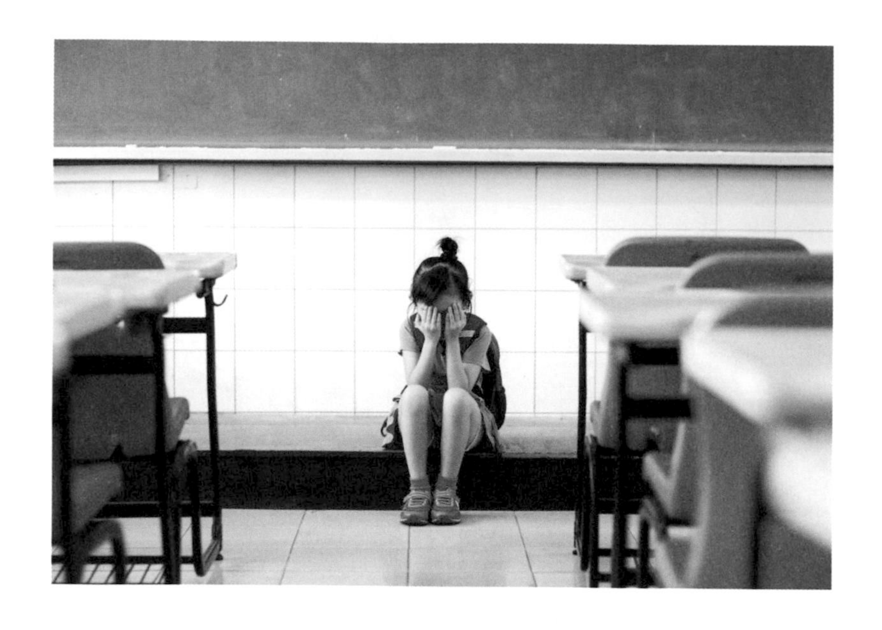

生一個比一個還要不聽話，讓她在工作上非常痛苦。我測試了錦玲的能量場，發現她的能量場非常混亂，如果一個人的情緒能量場混亂，他所說的話就很難讓人聽得進去，所以我先幫她調整能量場，然後請她回去後多練習能量運動。

隔了一段時間，錦玲在回診時說她照著我提供的方法，勤加練習能量運動之後，可以明顯地感覺到班上學生乖了很多，上課時也比以前專心，本來大幅落後的成績開始有了進步，而困擾她許久的焦慮和失眠症狀也改善了許多，令她感到豁然開朗。

如果一個班級同時有好幾位學生都被老師列為過動，也許問題不一定是出在學生身上，可能是老師的能量場出了問題，音波無法順利傳遞。以錦玲的例子來說，由於她本身的能量場散亂，讓學生無法聽進她所說的話，精神也變得躁動不安，授課內容自然很難吸收。因此，如果發現孩子有調皮搗蛋、不安分的情況，先別急著責怪他們，倘若父母和師長的能量場有問題，也要跟著調整才行。

能量失調，專注力就無法提升

在我的門診，常有一些父母帶著無法專注的孩子前來尋求協助，原因不外乎他們上課無法專心、考試成績不佳，或是寫功課拖拖拉拉、讀書效率差等等。我有個病人是一個活潑可愛的國三女生，唯獨課業成績很讓父母擔心。雖然上課時老師教的內容她都能夠理解，但是每次考試時腦袋就一片空白，即使花了很多時間讀書，卻抓不到重點，好像怎麼讀都記不住。

和許多有同樣困擾的孩子一樣，她的情緒能量場處於散漫平行的狀態，雖然一直很努力，卻一點進步都沒有，變得愈來愈沒自信；有些家長和老師雖然知道孩子並不笨，但是只要考試成績考壞了，還是會認為他們粗心大意或不夠用功，忍不住責罵他們，導致孩子壓力愈來愈大，情緒能量場也跟著失衡。

大多數的孩子都希望自己表現良好，討父母和師長歡心，所以如果孩子出現異常狀況時，應該幫助他們找出問題所在，才能有效解決問題。如果孩子的功課不好、學習情況很糟，應該先了解他們是不是沒有找到學習的方法，提供更適合的學習管道。此外，有些孩子不喜歡讀書是因為本身有閱讀上的困難，所以無法享受讀書的樂趣，這時必須先幫助孩子克服閱讀障礙。

現在的孩子身心壓力比起上一代要大很多，他們經常3C用品不離身、吃的食物缺乏營養，摻雜人工色素、化學香料的加工食品滿街都是，再加上很少接觸大自然，使得身體排毒的能力也跟著減少，所以身心容易失調，因而出現不專心、粗心大意，或者經常忘東忘西的症狀。父母和師長可以教導孩子多練習能量運動，把情緒能量場調整好，對於他們的專注力和學習都有幫助。

如果孩子有很難集中精神、容易分心的問題，建議可持續練習《哈佛醫生養生法2》能量DVD中的能量運動來提升專注力，順序是先做「2、6輪連結」，再做「敲三處」、「交叉運動」、「韋恩庫克法」，最後再做一次「2、6輪連結」。每天早上起來先做一回，上課前再做一回，回家做功課之前，要是發現自己無法專注的時候，就趕快再演練一次，特別是考試前一定要做。等到身體習慣處於注意力集中的能量場時，就可以不用做得那麼頻繁。

有時親子之間因為彼此溝通不良，導致家庭的氣氛很差；或是父母親經常吵架，也會對孩子的情緒能量場造成影響。如果有這樣的情形，除了調整孩子本身的能量場，我建議父母和家人也要做夫妻諮商、家庭諮商，讓彼此更能了解如何溝通和互動；否則光靠孩子本身的改變，效果往往有限。

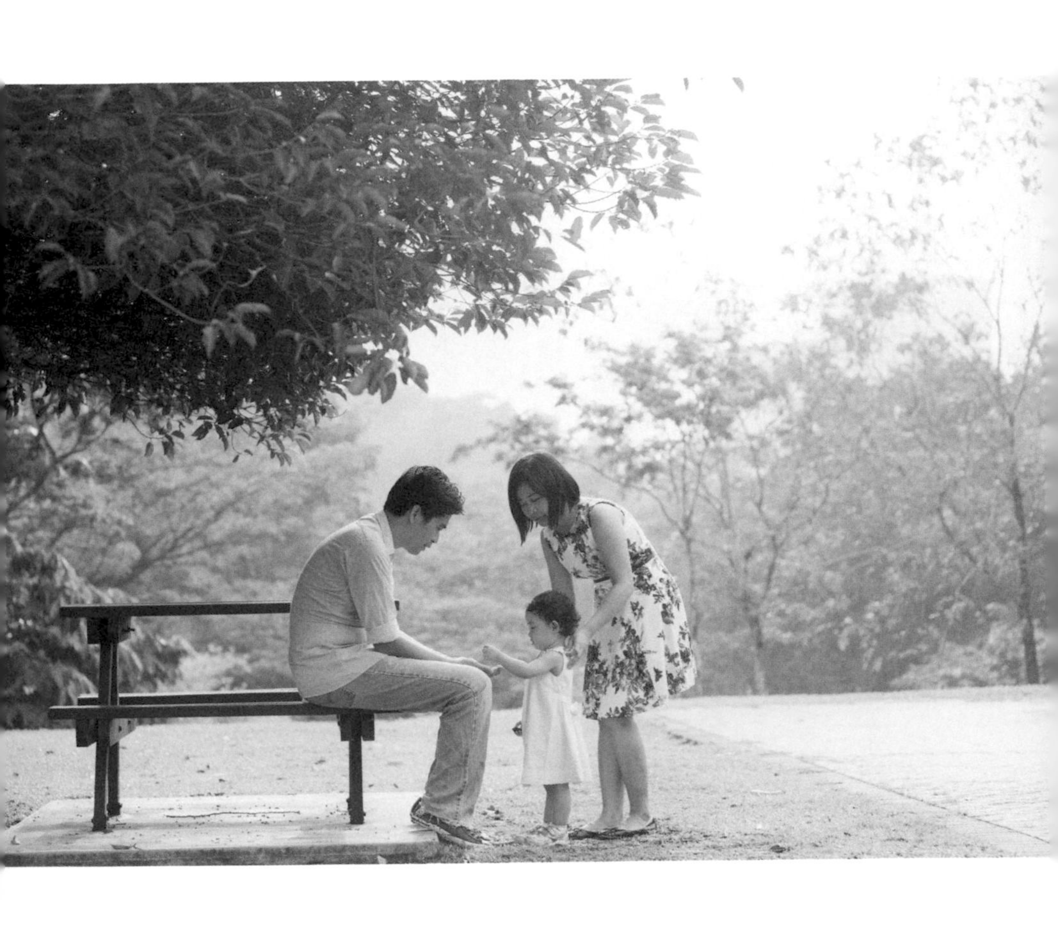

嘮叨的背後

忠平的母親很愛碎碎唸，每天從張開眼睛起床的那一刻，就開始對著他嘮叨個沒完沒了。當他換好衣服準備吃早餐，母親會數落他的房間亂七八糟，並且教訓他就是因為書桌經常亂糟糟，才會連書都讀不好，然後抱怨自己花了那麼多錢幫忠平找家教、上補習班，成績還是沒有起色，根本是白白花錢，乾脆把錢丟在水溝裡比較痛快。唸完忠平之後，接下來就把話題轉移到先生身上，開始抱怨他的不是，一下子嫌先生錢賺得少，一下子說先生天天回家太晚，不知在搞什麼鬼……

總之，只要一見到忠平，母親一直喋喋不休地叨唸，這種機關槍式的疲勞轟炸，讓他覺得非常困擾也不舒服，一看到母親就莫名焦慮了起來；所以他總是儘可能地晚回家，下了課後能在外頭待多久就待多久，最好回到家時母親已經睡了，就可以不必聽她永無止盡的抱怨和嘮叨。

理解父母的動機

一個習慣不停碎碎唸的母親，通常是擔心孩子會遭遇不好的事情，特別是不想讓孩子步上自己的後塵。例如一個婚姻不幸福的母親，總會特別擔心兒女的婚姻或交友問題；而經常被人欺騙的母親，就會擔心孩子可能受騙上當；因為學歷不高所以在工作上吃虧的母親，就會特別逼迫孩子要多唸書……她們對孩子的未來感到憂心忡忡，所以經常耳提面命地嘮叨不休。

子女應該要試著理解，母親的嘮叨是基於關心。面對極度嘮叨的母親，有些孩子不免感到厭煩，這時如果頂撞地說出：「妳很煩耶！不要再唸了好不好？」只會讓她更加傷心與擔憂。

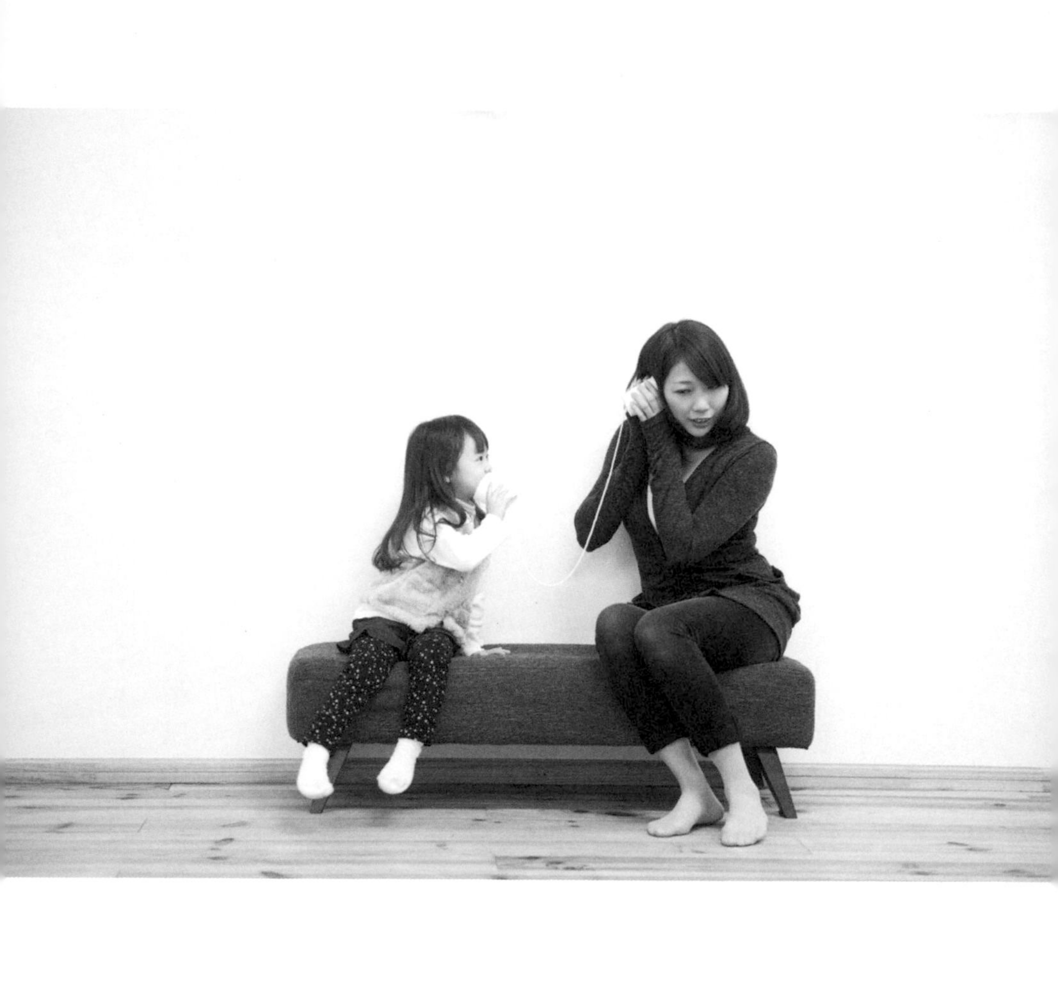

父母會不斷反覆講同一件事，常常是因為擔心孩子不能了解自己的一番苦心，子女或許可以用另一種方式，與他們做良性的溝通。首先，你要讓父母知道你能夠清楚理解他們所說的話，也明白他們的關心，然後告訴父母自己打算怎麼做，他們可以如何協助你。如果只是不耐煩地回嘴，不但達不到溝通的目的，只會造成彼此更多的不愉快。

其次，可以用敬重的語氣告訴父母：「謝謝爸爸、媽媽的關心，我知道你們很愛我，希望我過得更好；我也會好好愛自己、照顧自己，請你們不要擔心。」讓他們知道，你需要更多獨立自主的空間，而你也會為自己的人生負起完全的責任。

如果你是那種喜歡不停碎碎唸的父母，請靜下心來回想一下，過去你認為的那些不幸遭遇，是不是真的全然不幸？那些際遇也許帶給了你不同的學習與體悟，你的生命因為這些經歷而有了大幅的成長；畢竟一件事究竟會帶給我們好或不好的影響，往往過了一段時間之後才會明白。

父母都希望兒女過得幸福快樂，最好事事順利、人見人愛，一生無災無難、順風順水，但是，一生安逸、無憂無慮的人生，真的是理想的人生嗎？如果人的一生就在吃喝玩樂中走向盡頭，等到年老時回顧這一生，發現沒有什麼深刻的記憶或貢獻，恐怕會哀嘆白白走了一遭。難得能擁有人生，卻沒能好好地運用寶貴的生命，發揮它的價值，開啟自己的智慧，增加更多福慧，豈不是很可惜的事嗎？

很多父母害怕孩子吃自己年輕時吃過的苦，所以凡事都幫他們做決定，希望孩子照著自己的規畫過日子。他們也擔心，如果不這樣做、那樣做，孩子就會做不好，於是主動幫他們安排一切，剝奪了他們從錯誤中學習成長的機會。現在很多孩子不會做家事、打掃自己的房間，也不懂得如何與他人相處，遇到事情時常常不知所措，必須倚靠父母出面解決，幫忙處理，最後變成了凡事依賴、缺乏主見、沒有擔當的「媽寶」，而這些媽寶的父母就只好一直跟在後頭替他們收拾爛攤子。原本父母對孩子無私的愛，最後反而害了孩子。

言語的暴力

修則國中時成績還不錯，但上了高中之後，被沉重的升學壓力壓得喘不過氣，開始抗拒起讀書這件事，成績自然也跟著每況愈下。

有一天，他發現幾位從小一起長大、感情不錯的國中同學，比以前更認真唸書，成績也名列前茅，終於覺得自己不能再繼續混下去，應該要奮發圖強才是。因此，他很認真地準備這次月考，成績果然大幅進步，一下子就從全班三十幾名跳到第八名，除了數學因為底子實在太差，一時還補不回來之外，其他科目都有很明顯的進步。拿到成績單當天，放學後他急著把成績單拿回家給母親看，心想她一定會好好地嘉獎他一番。所以一進門後，就興奮地拿出成績單，沒想到母親完全無視他的整體成績進步，只是指著數學分數的欄位，質問他為什麼數學考得這麼差，然後開始責怪他讀書老是粗心大意，都已經花錢讓他去補習了，數學還只拿到這種分數，真是令人失望。

修則憤怒又羞愧地回到自己的房間，用力把房門甩上，整個人就像洩了氣的皮球一樣癱在床上。修則覺得自己不管怎麼努力，母親都不滿意，甚至懷疑自己不是她的親生小孩，要不然怎麼會老是嫌棄他。那天之後，修則開始自暴自棄，完全不想讀書，功課也一落千丈。

修則一方面因為對母親感到不滿，另一方面則是對自己感到失望，覺得自己不是讀書的料，再怎麼用功也只是浪費時間，但又不知道如何是好，所以變得憤世嫉俗、暴躁易怒，回到家後常常什麼話都不說，要是媽媽開口訓斥，就大聲出言頂撞，母子關係變得愈來愈加緊張。

父母也會犯錯

修則媽媽的情緒能量場是屬於「視覺型」，所以往往一眼就會看到別人的問題或是弱點，當她看到修則的成績單時，立刻脫口而出數學

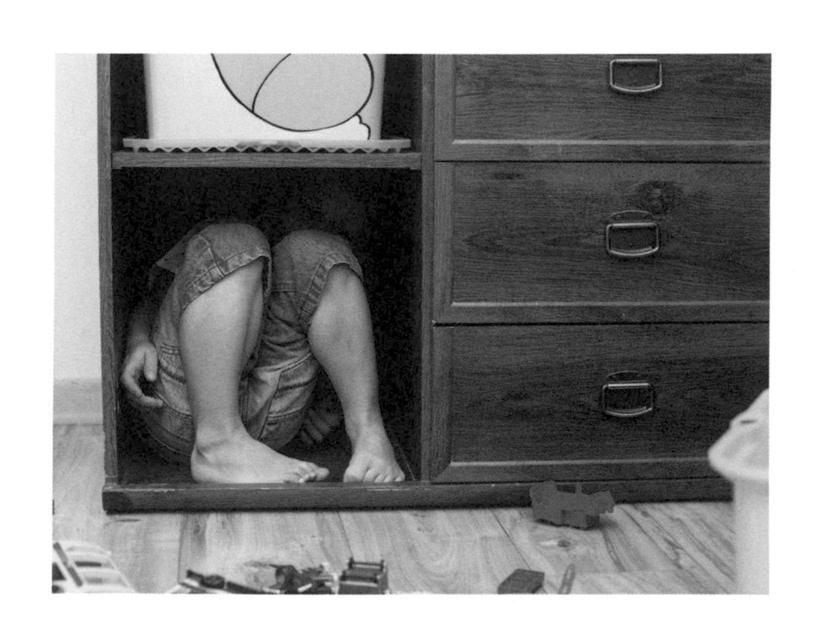

考不好，忽略了他在其他科目上的大幅躍進。但修則的情緒能量場卻是「聽覺型」，天性比較敏感、容易想太多，會過度放大解讀他人的話語。一旦有人指出自己的問題，很容易以為對方是在批判和責備。

與人相處時，如果可以意識到別人和自己的情緒能量是不同類型，看法和感受都會不太一樣，也比較可以理解對方的反應，因而互相尊重。

父母的言語對孩子影響很大，常常在無意之中傷害了孩子而不自知。和孩子互動時，請先留意他們做得好的地方，然後再引導孩子去思考，如何更上一層樓。倘若修則媽媽看到成績單時可以留意修則的進步，用讚美的話語來肯定他的努力，就不會讓他感到那麼挫敗、懊惱，對於自己更有信心。接下來她可以和修則一起討論在數學科目上有什麼需要加強的地方，鼓勵他下回要多努力，也會讓他更有改進和學習的動力。

每個人一定都會有做錯事或是做得不夠好的時候，只要孩子不是惡意或是一犯再犯，我們應該給他們一些容許犯錯的空間。而對於父母無心的銳利言語，孩子也要學習包容和體諒，明白父母的出發點是希望自己好。沒有人與生俱來就知道如何當一個好爸爸或好媽媽，身為父母也有自己的弱點和不足，在教養孩子的過程中，他們其實也是在不斷地學習和成長。

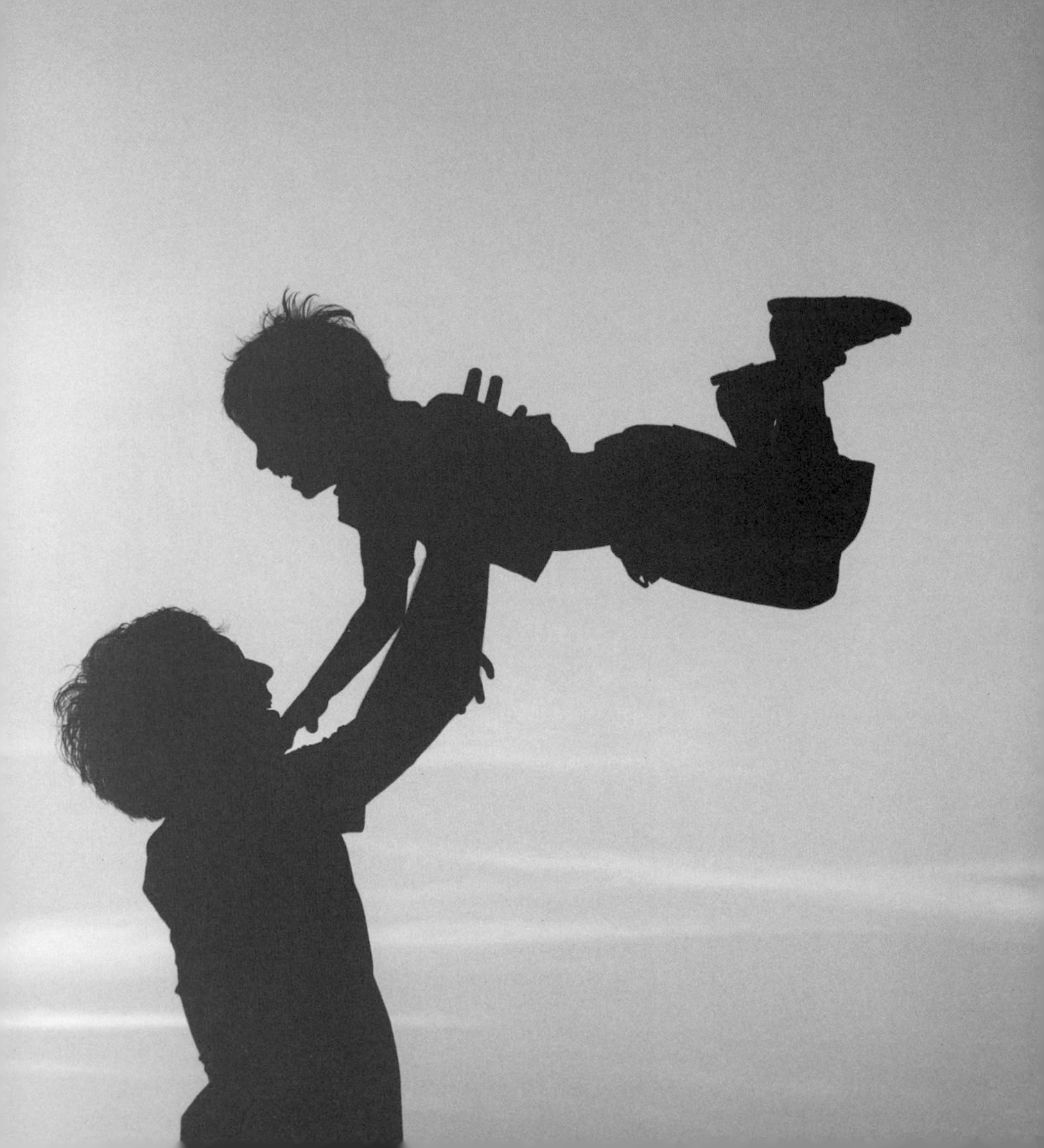

父母往往才是孩子最好的醫生，
只有他們能夠看到問題的核心，
真正地幫助孩子。

面對問題兒童需要三心：同理心、慈悲心、包容心

美如小學一年級就被診斷為過動兒，所以斷斷續續地服用藥物來控制病情，但只要一不吃藥，她的脾氣往往就會變得很暴躁。她常常一坐下就開始不斷扭動身體、把椅子轉來轉去，媽媽也不知道她究竟怎麼了，從小一到現在小四，她因為不適應學校生活，和同學的相處也出現了問題，在短短幾年間換了三間學校，情況似乎愈來愈糟。在求助無門之下，最後美如媽媽經人介紹，來到我的門診。

從和美如媽媽的談話中我得知，美如讀幼稚園時，有次午睡時因為睡不著，在位子上動來動去的，幼稚園老師讓她一個人在教室外面罰站，把她給嚇壞了！對美如來說，這件事帶給她很大的傷害，每次

提到這件事她就難過得想哭……

美如的情緒能量場十分混亂，所以我教她做能量運動，來緩和自己的情緒。等她平靜下來後，我告訴她，雖然幼稚園老師的做法讓她傷心，但老師並不是故意的，原本她以為處罰會讓美如變得比較聽話；她不知道美如其實是一個很棒的孩子，也沒想到帶給她這麼大的影響。

我先幫美如調整卡住的情緒能量，然後請美如試著在診間說出：「我可以選擇原諒老師，我是一個很棒的孩子，老師和同學們都很愛我。」之後，美如再回想那件事，就不會難過得想哭了。

從情緒根源改善問題

這幾年無論在診間或是去弱勢兒童機構義診，我都會碰到像美如一樣外表過動、內心脆弱不堪的孩子，這些孩子常惹師長生氣，也常遭受同學排擠，在成長過程中留下了許多心靈創傷。

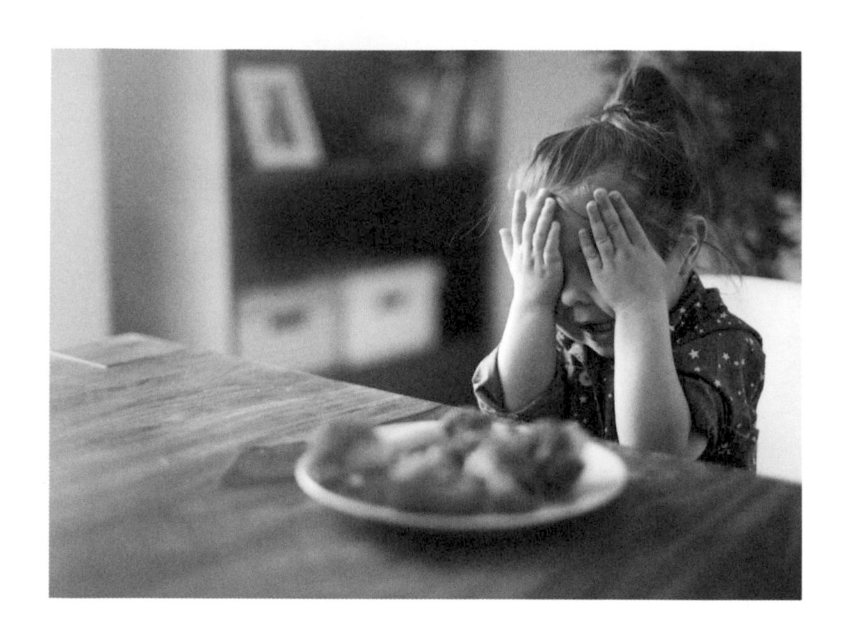

如果內在能量場不穩定，孩子就會覺得不舒服，表現在外的行為可能是無法靜下心來，而顯得過動。想要改善這種情況，除了透過清理情緒創傷，教導孩子做能量運動也很有效。家有過動兒的父母師長，可以讓孩子常做《哈佛醫生的養生法2》中的「2、6輪連結」、「敲三處」、「左右交叉」、「韋恩庫克法」，然後再重複一次「2、6連結」。如果每天早上和每堂課前都能做能量運動的話，孩子會進步很快，不少家長和老師試過之後都表示很有幫助，加上沒有藥物副作用，孩子也比較容易接受。

另外，也可以從飲食方面來調整。盡量避免給孩子吃含有人工色素或人工調味的食品，多吃蔬菜水果，攝取一些好的能量，可以減少情緒能量場散漫或混亂，詳細飲食建議不妨參考我的另兩本著作《哈佛醫師養生法1》和《哈佛醫師養生法2》。

如果你發覺自己的孩子行為脫序，經常感到不舒服，就要試著找出背後的原因，幫助他們徹底治療。

下列幾個我曾經治療過的個案，都有不錯的成果：

個案一：

八歲的小寶常常不自主地搖頭，臉部也不時抽搐，看過神經內科醫師後，吃了很多藥，但改善程度有限。而且小寶很抗拒吃藥，每次為了讓他吃藥，媽媽都覺得很頭痛。

我問小寶為什麼一直搖頭，他說頭很暈、不舒服，搖搖頭會覺得好一點。我把手放在小寶頭上，讓我們的能量場共振，幾分鐘之後，我感覺到小寶頭部的能量變得比較輕鬆；他也告訴我，當我的手放到他頭上的時候，感覺好舒服，當下就不暈了。

一年多以後，我偶然遇到小寶母子，媽媽說小寶看過門診後就不再一直搖頭，臉部也不再抽搐了。

個案二：

調皮的小傑近來常常嘴角抽搐，起先媽媽還以為是小傑故意扮鬼臉，結果發現他是不由自主地抽搐，所以急忙帶他來就診。和媽媽詳談後，我發現小傑的飲食習慣有偏差，愛吃肉、不吃菜；愛喝汽水、不喜歡白開水，而且常有想要破口大罵的衝動。我建議小傑媽媽調整他的飲食習慣，也教他做幾項能量運動，一年之後她告訴我，小傑已經沒有嘴角抽搐的問題了，令人相當開心。

個案三：

琪琪的臉部常會不自主地抽動，特別是鼻子，被醫生診斷為「妥瑞氏症」。第一次見到琪琪時，我發現她很緊張，不容易專注；她告訴我學校的課業壓力很大、父母親也很嚴格，每次當她做功課都會在一旁盯著，而她一緊張，臉部就不斷出現抽搐症狀。

我調整了琪琪的情緒能量場後，也跟她的父母討論如何幫助孩子放鬆來提高專注力及學習效率。後來琪琪的父母一改過去緊迫盯人的管教方式，琪琪臉部抽搐的問題也因而有了明顯的改善。

個案四：

五歲的亮亮一向乖巧又可愛，突然開始罵髒話，還會說出「我要殺光你們全家」這種恐嚇言語，讓家人非常煩惱。我在亮亮的動力能量場中看到很多生命被宰殺的能量，一問之下發現，亮亮的父親從事跟殺生有關的工作，我建議他如果可以的話，不妨考慮轉換職業，之後他聽從了我的建議，而亮亮的聲語抽筋（口出穢言），也跟著不藥而癒了。

被診斷為過動兒、妥瑞氏症的孩子，他們所出現的言語和行為，往往會造成父母和身邊的人很多困擾，但其實他們並不是故意的，所以面對這些孩子的問題行為時，我們應該要抱持「同理心」、「慈悲心」及「包容心」。

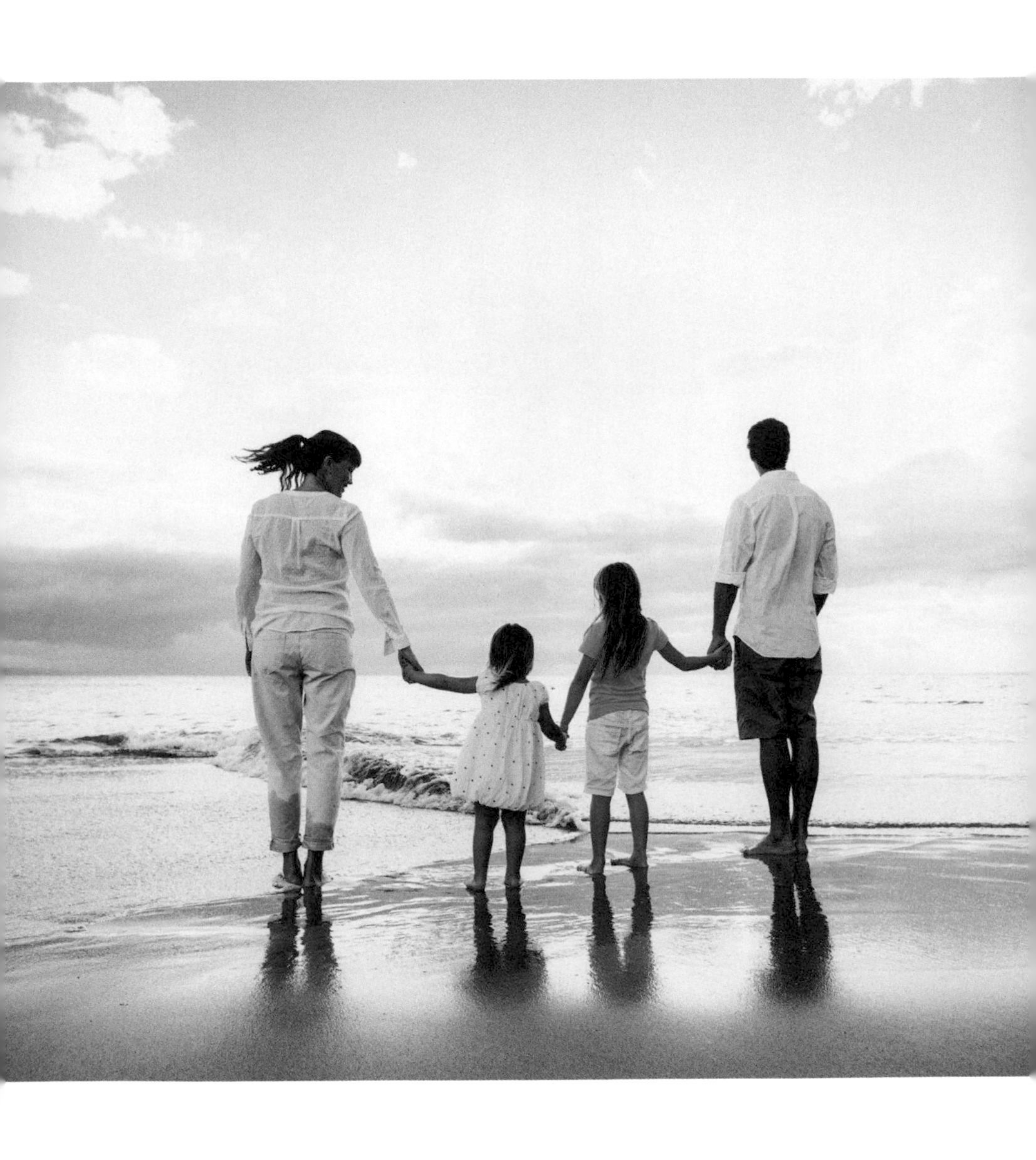

身體會說話

珍瑩覺得這幾年頭髮愈來愈稀疏，特別是最近洗完頭髮時都會掉很多頭髮，明顯感覺髮量愈來愈少，但她的家人都沒有嚴重掉髮的問題，為此她特地到皮膚科就診，結果被診斷為雄性禿。珍瑩不瞭解為什麼爸爸媽媽、祖父母和外祖父母等直系親屬都沒人有禿頭的苦惱，自己卻有雄性禿的問題？更讓她煩惱的是，儘管已經乖乖依照皮膚科醫師的指示用藥了，但每天照鏡子時，還是看見髮際線一直往後，讓她愈看愈心驚，生怕再這樣下去，還來不及等到頭髮長出來就禿頭了。

珍瑩來看我的門診，而我幫她測了能量之後，發現她很強烈地感到緊張不安，於是問她是不是為了什麼事而深感恐懼？她告訴我，自己從小就是一個非常容易緊張的孩子，經常會突然感到不安、背脊發涼，或是全身起雞皮疙瘩。小時候珍瑩如果莫名地感覺害怕，總是跑去媽媽身邊，這時媽媽會給她一個大大的擁抱，告訴她不要害怕，但奇怪的是，每次和媽媽互動後，她反而更強烈地感覺到緊張不安。

我問珍瑩，媽媽是不是曾經失去孩子？一問之下才知道，原來珍瑩的媽媽曾經失去過一個男孩。

通常母親如果因為意外失去孩子的話，很容易會導致潛意識莫名地緊張不安，這樣的能量有時候會影響到自己其他的孩子；因為孩子往往比其他人更容易感應到母親的情緒，所以如果媽媽感覺不安或恐懼，孩子也會連帶受到影響。珍瑩的媽媽因為內心懷有強烈的焦慮和不安，所以她和媽媽互動時就會被影響。

別讓負面情緒，在孩子心中留下陰影

現代人常為掉髮所苦，這並不只是男性的困擾，也有不少女性會為日漸稀疏的頭髮而憂心忡忡。中醫有云：「恐傷腎」，過度的緊張

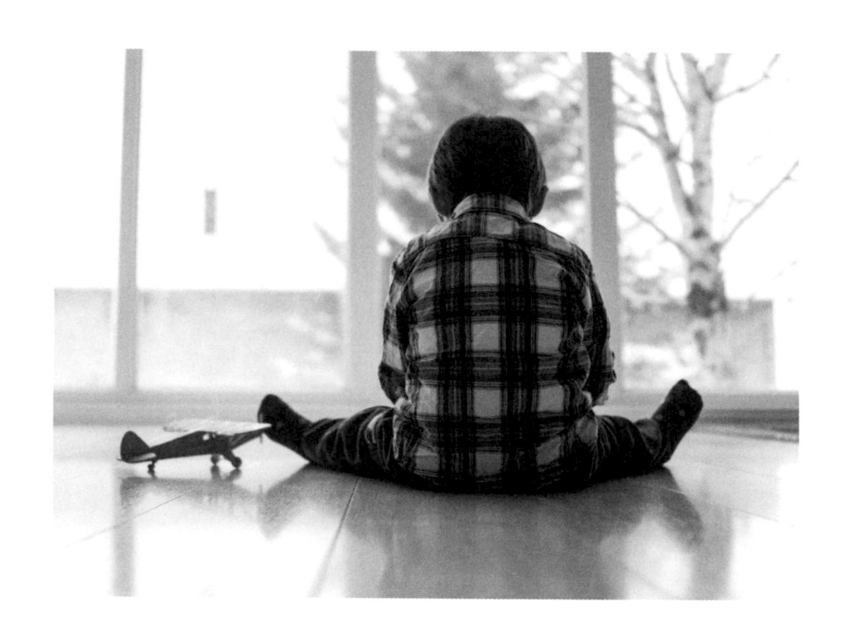

害怕會損及腎臟系統，造成腎氣不足，而腎氣不足的其中一個症狀就是大量落髮。

「恐傷腎」的另一個表現是尿床。有些小朋友已經上小學了，卻還會尿床，即使看遍中西醫也無法治癒，就算每天晚上睡覺前都不敢喝水，甚至上了好多次廁所，還是很容易尿床。為了怕尿床，半夜起床上廁所，打斷了原本的睡眠，導致睡眠品質低落，結果早上起床很痛苦，就算醒來，精神狀況也總是很差。

我曾經治療過好幾個有尿床或賴床問題的孩子，他們大多數是因為腎經或膀胱經出了問題，而腎經或膀胱經有問題的背後，往往內心都隱藏著害怕不安的情緒。

建議家長們，家中小孩如果有尿床或白天賴床的問題，先別急著動怒或大聲責備，孩子一般不會故意尿床或是賴床，家長應該要幫助他們找出真正的原因，才能有效改善這些症狀，讓孩子能夠健健康康地長大。一般來說，小孩子的腎經如果堵塞不暢通，就容易疲累、睡不飽；如果是膀胱經堵塞，就容易尿床或頻尿。

通常這些孩子都有一些特別讓他們感到不安害怕的地方，例如有的怕黑、有的怕鬼，也有些孩子害怕被父母親打罵、或是對即將來臨的考試感到恐懼，甚至有的孩子因為父母感情不好，很害怕他們吵架、擔心他們離婚等等。

要是孩子怕黑或是怕鬼，經常和後天的教育以及所處環境有關，有些父母長輩習慣威脅孩子，或是講些鬼怪故事來嚇唬他們，希望他們乖乖聽話。但孩子年紀太小，還分不清楚真假，常常因而產生不必要的恐懼，甚至在內心烙下恐懼的陰影。

家庭的氣氛和諧、父母之間感情和睦，懂得溝通、互相尊重，有助於孩子的身心健康發展。如果父母親經常吵架，動輒把離婚掛在嘴上，在這樣的環境中生活的孩子很難安心地長大，可能終日感到惶惶不安。

遇到孩子容易緊張不安的情況，如果求助於中醫，多半會從調整經絡著手，並沒有辦法處理背後的情緒問題，所以往往效果有限。要解決孩子真正的問題，必須幫助他們調整心念和情緒能量場，否則即使用針灸或是吃藥的方式，暫時疏通了經絡，讓症狀有所改善，但是只要情緒再度出現，經絡很容易又會堵塞，達不到根本解決的效果。

除了調整情緒，建議多做加強腎經和膀胱經的能量運動，可以參考我的著作《哈佛醫生養生法2》所附DVD裡的《敲三處》、《超級瑜珈》和《扭腰功》這三個動作，其中又以《超級瑜珈》最有效，在強化腎經和膀胱經的同時，還可以加強孩子的專注力，是一個很好的能量運動。

此外，想要調整孩子容易緊張不安的情緒，還可以從日常飲食著手，中醫說「黑色入腎」，父母可以讓孩子多補充黑色食物，如黑豆、黑芝麻、海帶、核桃、黑木耳等食材，滋養腎臟，幫助改善尿床或容易掉髮的問題。

父母是孩子最好的醫生

浩浩原本是個活潑開朗、積極主動的孩子，但上了幼稚園遇到一位嚴格的老師後，讓他壓力大到不時嘔吐。有一次浩浩在課堂上又吐了，老師氣得對他大聲咆哮，還把他的餐袋丟到地上，讓他當場飆淚。雖然事後爸媽幫浩浩換了一所幼稚園，但進入新的學習環境之後，他變得畏縮又被動，總是要再三確認自己的一舉一動不會被老師責罵，才願意付諸行動；老師還曾一度懷疑他是不是在幼兒時期爬行不足，所以學習力緩慢，動作協調性也不好。

浩浩上小學前半年，因父母親工作忙碌，將他送去高雄的阿嬤家住。當他搬回來和父母同住時，心理上變得極度缺乏安全感又自私，每次只要受了責罵，就會產生報復之心，暗自偷打同學，並且惡作劇

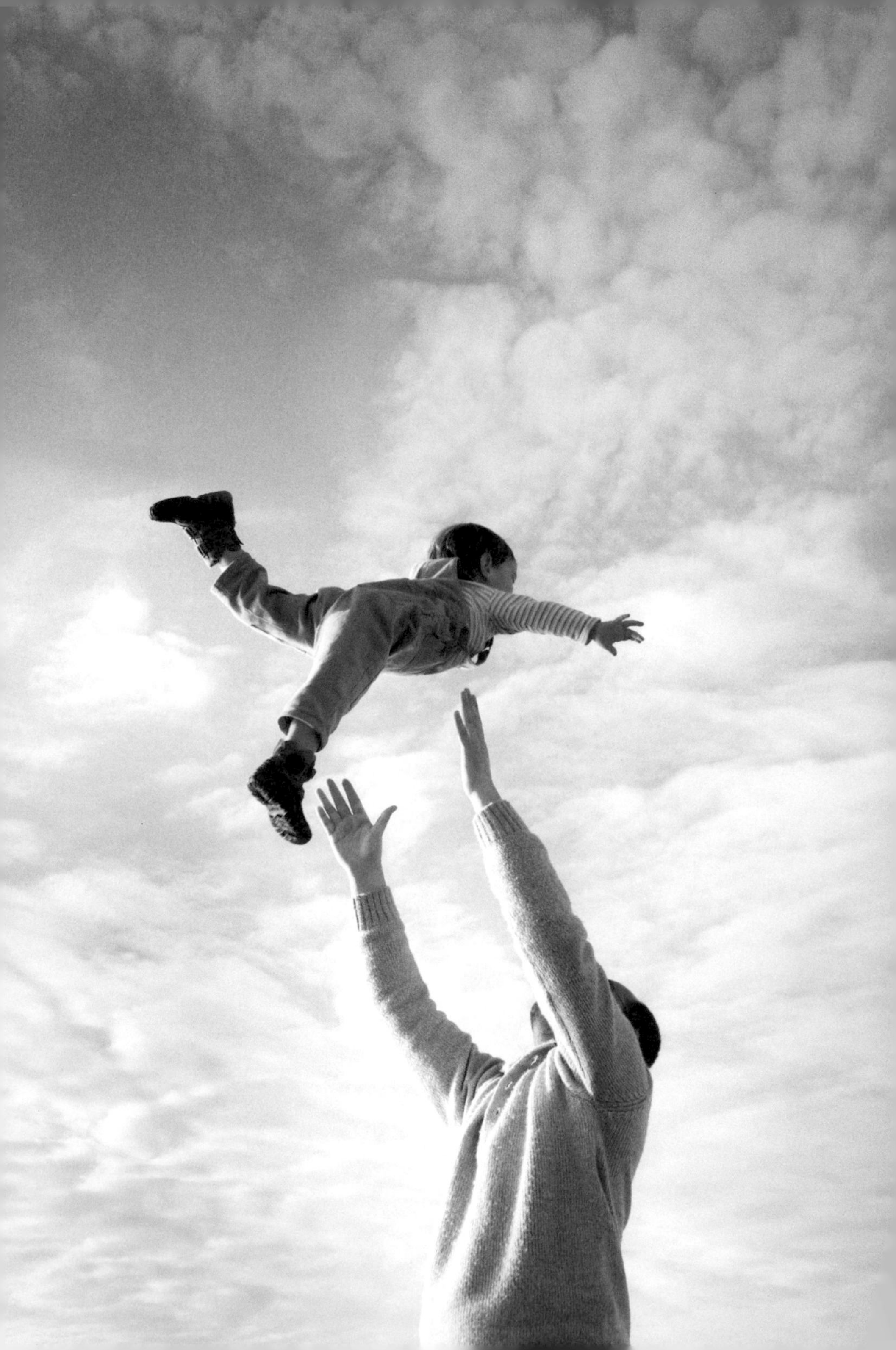

不斷。為了不挨罵，他也開始學會了說謊，幾次老師反應浩浩在學校的不當言行時，爸媽都不敢相信原本乖巧的孩子怎麼會變成這樣。

浩浩從阿嬤家回來不久，浩浩的爸爸就被診斷出得了肝癌，他的偏差行為讓已經很煩心的爸媽更加苦惱，為了糾正他的壞習慣，更是嚴加管教，而聰明的浩浩為了少挨點罵，竟然學會在父母親面前裝乖，私底下繼續搗蛋。

上小學時，浩浩嘔吐的頻率變得愈來愈高，只要有什麼事沒做好可能被處罰，就會出現嘔吐的症狀。爸媽帶他看了好多醫生都沒用，直到看過精神科之後，才發現他當年在幼稚園受過的創傷一直沒痊癒，於是懇請當年罵過他的幼稚園老師出面道歉，兩人擁抱和解後，浩浩才停止嘔吐。但是，不再嘔吐的浩浩卻開始每天夜尿；更誇張的是，有時還會直接大便在褲子上。除了脫序行為讓人頭疼，浩浩做事情總是隨便敷衍了事、提不起勁來，讓父母親感到十分憂心。

傾聽孩子內心的聲音

經朋友介紹，浩浩的母親帶著他來到我的門診，我幫浩浩做了情緒能量場的測試，也和他單獨深談過後，發現他的真正問題並不是幼稚園那段不愉快的回憶造成陰影，而是因為擔心爸爸身體的心理作祟。當他知道爸爸生病之後，非常害怕會失去爸爸，內心一直渴望能代替爸爸扛起生病的痛苦。

浩浩的體質很敏感，所以爸爸身體稍有不適，都會讓他覺得不安。由於一直以來，大家對浩浩都存有負面看法，從未想過了解他真正的感受，所以不明白他其實是以不在乎的態度來掩飾自己內心的不安。

我和浩浩深談後，告訴他：「爸爸的狀況要由爸爸自己承擔，爸爸有自己的功課，浩浩該做的是把自己照顧好，不讓父母擔心，這樣爸爸就很高興了。」這才讓他放下心來。在明白爸爸的健康不是自己可以處理的問題後，浩浩的媽媽說現在的浩浩像個小天使，不但善良體貼，而且又懂事又熱心，總是在媽媽身邊默默地陪伴與關心，媽媽

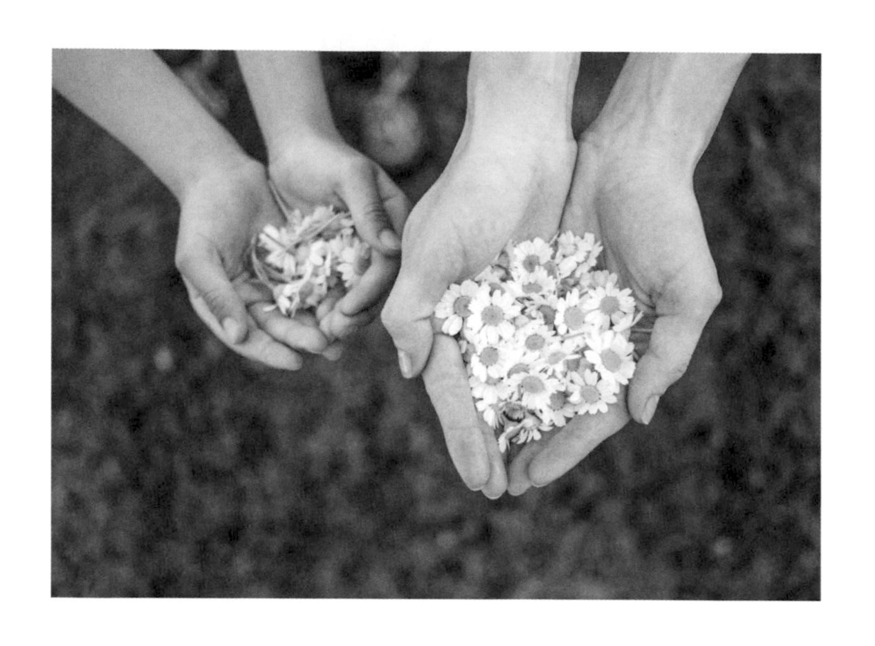

想到過去浩浩一直承受著不被了解的痛苦，一有狀況就被打罵，還帶他去看精神科，為的就是讓身為父母的他們有台階可下，卻沒能用心體會孩子的感受，真的很心疼浩浩。

其實像浩浩這樣的孩子並不少見，他們內心一直承受著別人無法理解的痛苦，甚至被誤解、被嫌棄，過得很辛苦。

在教導孩子獨立自主的過程中，父母千萬別忽略了關心孩子的感受，有些孩子個性較為敏感，很可能為了取悅父母、博得父母的讚美或認同，遇到挫折時不知如何處理內心的恐懼或痛苦，更不知道要怎麼樣愛自己；如果此時內心脆弱不堪，又感受不到來自父母的愛和關心，可能因此做出傷害自己的事。

父母往往才是孩子最好的醫生，只有他們能夠看到問題的核心，真正地幫助孩子。所以，為人父母者若是發現孩子的行為出現偏差，一定要找出根本原因。如果孩子情緒穩定的話會比較快樂，在未來的人生中，也會過得比較順遂。父母親應該幫助孩子學會愛自己、懂得照顧自己的需求，而不是一味地要求他們忍受痛苦，只要讓孩子知道，當他面對挫折和困難時，父母仍然關心他、愛他，這樣就夠了！

媽寶是如何養成的

昇昇的父母親都是獨生子、獨生女，沒有其他兄弟姊妹，身為家族裡的唯一金孫，他一出生就成為阿公阿嬤、外公外婆的心頭肉，全家人都疼愛得不得了！別說打罵，就連平時和他說話都是輕聲細語，只要他一哭，便有好幾個大人從四面八方奔來，擔心他是不是餓了、渴了，生怕他有什麼不開心。昇昇開始學走路的時候，難免會跌倒，每次倒地一哭，大人們就急忙把他抱在懷裡安慰，然後敲擊地板大聲喝斥，責怪地板不應該，怎麼可以讓他跌倒，一切都是地板的錯……

昇昇長得討喜又可愛，從小就很得人疼，隨時隨地都有人搶著抱他，家人也常常幫他添購衣服、鞋子和玩具，在這樣的環境中成長的他，簡直就是集萬千寵愛於一身的小王子。只是，自從昇昇開始上學之後，變得愈來愈暴躁易怒，爸爸、媽媽三天兩頭就被老師請到學校談話，原因不是和其他小朋友吵架，就是在課堂上搗蛋，屢勸不聽；上了國中之後，昇昇開始出現考試作弊、蹺課逃學、偷竊打架的行為，甚至霸凌同學，老師管也管不動，是學校裡相當令人頭痛的問題人物。而昇昇的爸媽雖然很擔心他的狀況，卻又捨不得責罵他，以為孩子長大之後就會慢慢懂事……

溺愛是傷害孩子的毒藥

我常看到一些愛子心切的父母，把孩子當作溫室的花朵般照顧，生怕孩子吃虧、受委屈，動不動就為孩子出頭，這樣的孩子長大後往往很容易以自我為中心，千錯萬錯都是別人的錯，別人都應該讓我、疼我，最好的東西都應該給我，喜歡與人爭強好勝，不但交不到朋友，也很難與人共事。

如果父母真的疼愛孩子、為孩子著想的話，就應該幫助孩子學習解決問題的方法；要讓孩子知道，一旦發生不愉快事情的時候，必須平和地處理自己的情緒，然後好好地解決問題。除此之外，也要更進一步地讓孩子學習感恩，培養一顆寬容和善良的心，懂得原諒別人的過錯，並且適時協助他人，與他人分享。

由於少子化，許多家長對於孩子的照護可說無微不至，甚至出現了「媽寶」這個現象。在家人過度寵溺之下長大的「媽寶」，一遇到事情就習慣性地責怪別人，更別說要如何改善問題；此外他們也不懂得原諒或體貼他人，一遇到挫折就只會生氣，所以人際關係很差，工作戀愛也不順利，生命中充滿了憤怒與痛苦。

媽寶養成的第一步，就是讓孩子把自己的痛苦怪罪到他人身上，而這往往都是從小養成的習性。以孩子跌倒為例，當他們跌倒時，不應該用「地板不乖」或打擊地板的方式來讓孩子停止哭鬧，你可以輕聲地安慰孩子，讓他學習撫摸傷口疼痛的地方，等他停止哭泣的時候，再抱抱他；盡量不要在孩子哭泣的當下抱他，以免讓他們覺得哭泣是值得被獎勵的。

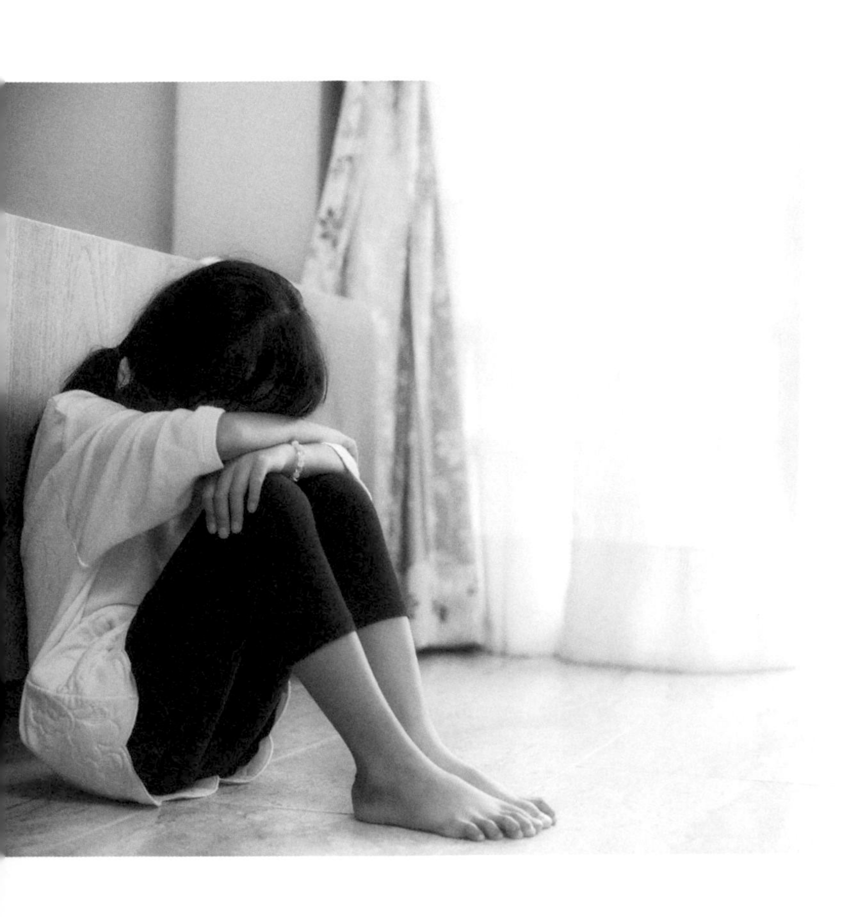

等孩子情緒平復之後，帶著孩子回到跌倒的地方，請他們輕輕撫摸地板，讓他知道撞地板的話，地板也會痛，藉由這個動作，讓孩子學習體貼對方的感受，建立同理心，培養他成為一個懂得關懷別人的人，自然也會得到較多人的愛護。

我剛從美國回到台灣教書時，負責帶大一的新生，到了期末，有好幾位學生向我反應，因為作業難度太高無法完成，苦苦地哀求我手下留情，或是隨口編了一些藉口，希望我能夠放水；還有人兩手一攤，表明自己就是做不到，卻拜託我不要當掉他。

一開始，我的確心軟通融過，沒想到，這些學生並沒有絲毫悔改之意，下學期還是一樣故技重施，甚至找來父母幫忙求情，對我而言，這真的是難以想像的事情。

在美國醫學院就讀和工作多年的經歷，讓我印象最深刻的是，校方和醫院都非常重視學生的品格，一旦發現學生有欺瞞或是不負責任的言行，輕則留下不良紀錄，重則退學，絕對不可能會有父母明目張膽地到學校關說，或者是學生和老師理論的情況發生。

這可能跟台灣的教育理念有關，台灣的父母為了讓孩子有好的成績，常常親自幫孩子做功課、找資料，只為了讓他們能在同儕中勝出，甚至有些父母會幫著孩子說謊來欺騙老師。

在這樣教養環境下長大的孩子，人格容易出現重大問題，不但缺乏責任感，而且為了達到目的、不擇手段，也可能因此在人生的道路上走偏。原本父母的愛心，竟然成了傷害孩子的毒藥，後來我就改變作風，不再心軟，慢慢地就杜絕了學生投機依賴的做法。

台灣的父母愛子心切，往往為孩子營造了美好的舒適圈，希望孩子在物質優渥、沒有匱乏的環境中成長，導致他們缺乏冒險犯難的精神，對於未知感到莫名的恐懼；在往後的人生當中，一旦遇到困難重重的處境，因為沒有改變現狀的能力，也沒有突破關卡的勇氣，過得很辛苦。

如果父母總是幫孩子解決問題，反而會剝奪孩子學習和思考的機會。要讓孩子有機會去嘗試，即使失敗了，也能夠從失敗中學到經驗，並且了解到，失敗正是通往成功的必經道路

只要我喜歡，有什麼不可以

智鈞從小身體就不太好，小時候的他不僅個子瘦小，胃口又不好，通常餵一餐飯要花一、兩個小時，而且他極度偏食，完全拒吃蔬菜，只愛吃肉，楊媽媽為了怕他餓肚子，只好迎合他的口味，餐餐都準備了大魚大肉；即使如此，智鈞的食量還是很小，而為了讓他多吃一點，楊媽媽在家裡備有各種零食、甜點，只要他想吃東西時，隨時就能得到滿足。

很多孩子抗拒吃飯或是嚴重地偏食，爸媽因為擔心孩子餓肚子，所以也就遷就孩子，依照他們的喜好提供食物，導致孩子不是體型太過瘦小，就是過於肥胖，經常處於不健康的狀態；而根據我的觀察，這樣的孩子也常會伴隨過動、缺乏專注力、人際關係差，甚至自尊心

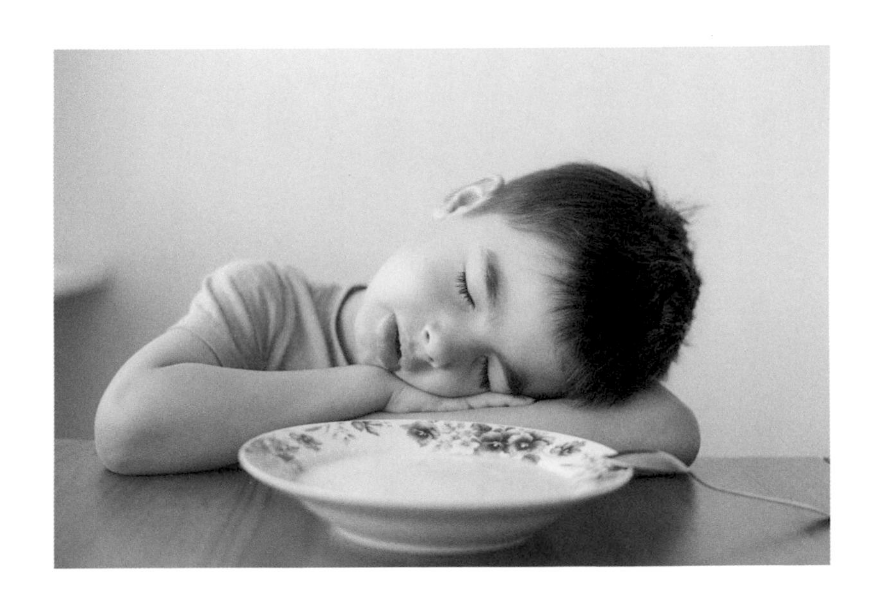

受損等問題，這往往是父母或是照顧者疏忽所造成的結果。很多溺愛孩子或覺得對孩子有所虧欠的父母，想要藉由食物來取悅孩子，一旦孩子養成了不當的飲食習慣，很容易變成一種難以戒掉的癮頭。

如果家中有偏食或食量很差的孩子，我的建議是在溝通無效後，不妨讓孩子餓個一兩餐，而且絕對不可以心軟地在餐與餐之間提供零食，家裡也不存放任何不健康的垃圾食品，等到孩子真的餓了、覺得什麼都好吃的時候，自然能夠慢慢地把不良的飲食習慣調整過來。營養失衡容易導致孩子虛胖、體力差、抵抗力變弱，必須教導孩子正確的飲食觀念，才能夠讓他們健健康康地長大。

很多孩子不愛吃蔬菜是因為它纖維多且不容易咀嚼，由於沒耐性，所以不想碰。但其實咀嚼蔬菜是鍛鍊孩子耐性的好機會，而且咀嚼對消化系統和腦部發展非常好，父母應該要鼓勵孩子多攝取才是。有時候購買的蔬菜不新鮮或是殘留太多農藥，口感不是很好；如果是品質良好的有機蔬菜，本身味道就很清甜，只要用心烹調，孩子往往就可以品嘗出美味。

懂得分享才懂得愛

現在的父母孩子生得少，很多孩子都是獨生子女，個個都是父母的寶貝。由於雙薪家庭多，有些父母忙於工作，陪伴孩子的時間相對地較少，難免心生歉疚，因而想辦法滿足他們的各種需求。

友仁和夙馨結婚多年，好不容易才生下安安；對於這份上天送給他們遲來的禮物，夫妻倆都十分珍惜，對安安更是寵愛有加，不管吃的、用的，一心想著要給安安最好的。夙馨平常省吃儉用，衣服和鞋子不是在平價商店買的折扣品，就是從地攤揀的便宜貨，但卻捨得給安安買一雙幾千元的球鞋；友仁的電腦都已經跑不動了還繼續湊和著用，卻不吝嗇地買了一台最新最炫的智慧型手機給安安。

身為家中唯一的孩子，安安不但衣食無缺，要什麼有什麼，而且全家人都讓著他，也讓安安成了十足的小霸王。

上了小學之後，安安常常跟同學起爭執，有時候老師會在聯絡簿上反應，這時候，夙馨往往先問安安在學校有沒有受到委屈？然後請老師多關照他，從來不曾懷疑，是不是安安不懂得如何和同學相處，才會常常跟其他同學吵架。有一次安安在學校被老師處罰，回家後立刻找夙馨哭訴，當晚她立刻打電話找老師理論，直到老師說明原委，才知道原來是安安欺負同學被老師處罰；即使如此，她還是覺得老師不應該讓安安罰站，而是好好地跟他說。之後，她也對安安的老師有了疙瘩，並且跟友仁商量，希望能夠讓安安轉班或是轉校。

像安安這種從小就集萬千寵愛於一身的小孩，很容易凡事以自我為中心，無視他人的感受。而父母的百依百順，往往也讓孩子產生了一種錯覺，以為全世界只有他最重要，大家都應該以他的需求為優先；他不需要與人分享，最好的都是他的；他不需要愛別人，但別人一定要愛他；如果受到傷害，也一定是別人的錯。

這樣的孩子長大後可能會過得非常痛苦，因為一個不懂得分享的人，很難交得到好朋友；沒有朋友的人，自然不容易遇到貴人，甚至很容易受到他人排擠，因為想要在社會上成功立足需要互助合作，沒有朋友就沒有助緣。一個自私的人也很難找到伴侶，因為心中沒有愛和感恩，一旦覺得有人對不起他，就會悶悶不樂，甚至心生報復。

父母親若是真的愛孩子、為他們著想，就應該從小培養孩子懂得分享、樂於付出的精神，廣結善緣；這樣一來，不僅工作上會比較順利，也容易覓得良緣，生活更幸福美滿。

放手，讓孩子學習獨立

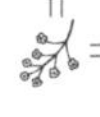

現在社會上充斥著所謂的草莓族、啃老族，如果深入瞭解這些年輕人的成長背景，也許會發現很多人都是從小就被家人無微不至地照顧著，當他們肚子餓了，立刻將食物遞上；如果想要什麼東西，父母也總是迅速地回應他們的需求。

慶瑞夫妻就是一對相當保護孩子的父母，從元宏出生開始，什麼事都幫他打理得好好的。上了高中之後，元宏的學校離家很遠，所以慶瑞總是在上班途中先載他去車站搭車，但元宏偏偏是個超級愛賴床的孩子，每天早上都要軟硬兼施才能將他從床上叫醒；而等他起床到準備好出門往往一拖再拖，讓趕著上班的慶瑞火冒三丈，所以父子兩人在車上經常臭臉相對，彼此之間的關係也愈來愈差。

孩子大了，父母就要學會放手，讓孩子學會替自己的行為負責。以慶瑞父子的例子來說，慶瑞大可按照自己的步調準時出門，不必為了等待元宏而讓自己陷入情緒緊繃、緊張兮兮的狀態，還跟元宏鬧得不愉快。元宏如果因為睡過頭而沒能搭到爸爸的車，就只能自己想辦法搭車去學校，即使因為遲到被老師懲罰，也是他自己造成的問題，必須為自己的行為承擔後果。

培養孩子的自制力和忍耐力

一九六〇年代任教於史丹佛大學的教授沃爾特・米契爾（Walter Mischel）曾經進行過一項著名的心理學研究——「棉花糖測試」（Marshmallow test），這個研究找來一群幼稚園學生，把他們單獨留在房間內，首先發給每個孩子一塊甜點，然後告訴他們，可以選擇馬上吃掉這個甜點，或是等待十五分鐘，等到實驗結束之後，額外獲得另一份美味的甜點。

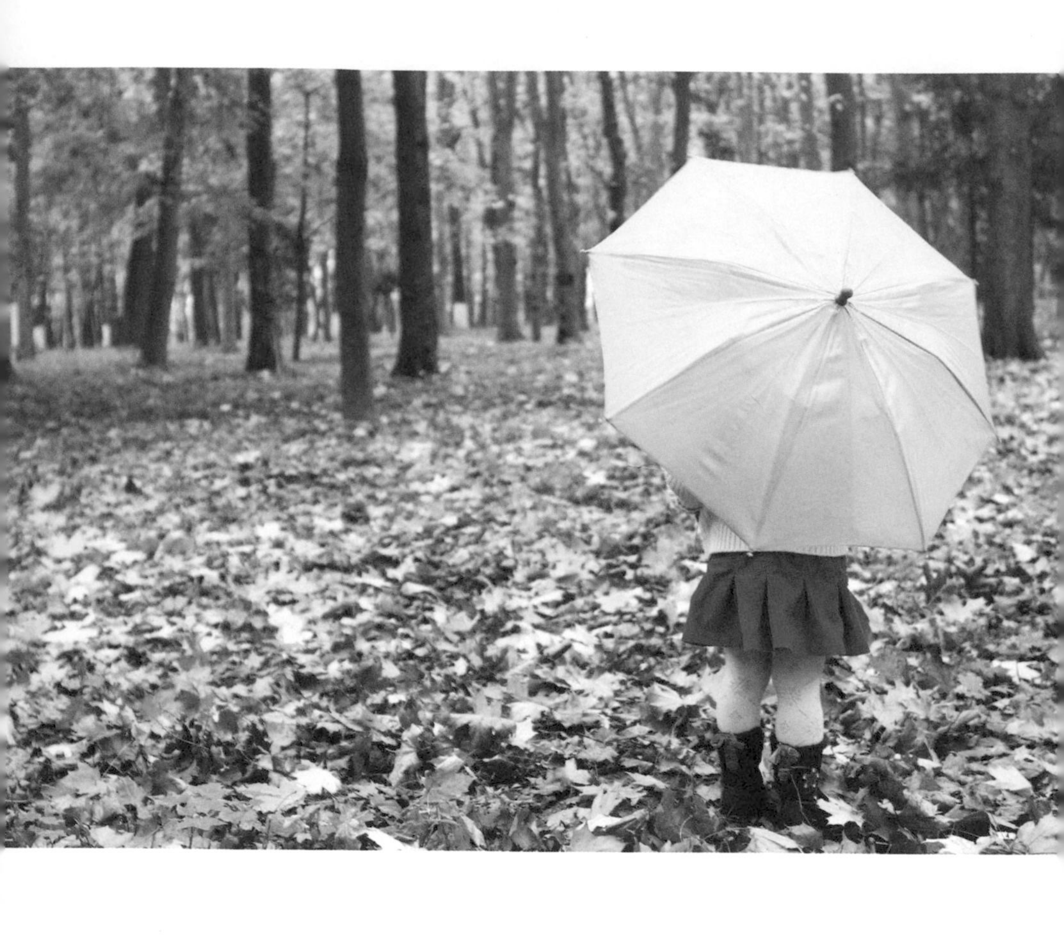

米契爾追蹤參與實驗的孩童直到他們長大成人，結果發現，當時願意克制自己、延遲慾望的孩子，在成長的過程中，不但學業成績較優異，專注力和邏輯能力也比較強；數十年後，當他們長大成人，除了身體比較健康之外，在職場上的表現也較成功，婚姻關係更美好。

這個表面上看起來平凡無奇的實驗，帶來了深具啟發的意義。一個孩子如果從小就能夠培養自我控制、耐心等待的能力，將來也比較能夠克制自己、避免衝動行事，不至於因為遇到困難就輕易放棄，在課業和工作上能有較佳的表現；此外他們在婚姻中也不會輕易放縱自己的慾望而發生婚外情，為自己和他人帶來傷害的苦果。

暢銷書《為什麼法國媽媽可以優雅喝咖啡，孩子不哭鬧？》的作者潘蜜拉．杜克曼（Pamela Druckerman），婚後從美國移居法國，她發現美國小孩和法國小孩大不相同，以美國方式教養長大的孩子，較難做到自我管理和自我控制，經常稍有不如意就耍脾氣、大聲哭鬧；尤其是在餐館用餐的時候，他們既沒有辦法好好地吃一頓飯，也沒有耐性等待家人把飯吃完，在用餐過程中不是尖叫、吵鬧、搞破壞，就是在餐廳裡到處亂跑。

這也正是美國速食文化十分普及的原因，因為有小孩的父母往往很難在餐廳裡悠閒地享受一頓美食，只好帶著孩子到速食店速戰速決。相對地，法國的孩子比較懂得自我控制，在餐廳裡不尖叫也不哭鬧，願意按捺住飢餓、乖乖地坐在兒童椅上，等待食物一道一道地上桌，學習如何從容優雅地享受愉悅的一餐。

作者親身觀察到，法國的父母雖然也很認真地養兒育女，但並不過度投入，也不會讓孩子有求必應，或因為無法完全地滿足孩子而心生愧疚、自責。他們仍然保有自己的生活步調和方式，懂得保留一些自我的時間；即使很愛孩子，卻不會凡事以孩子為中心，這樣的教養態度讓法國孩子從小就有機會學習獨立，長大後自然也較容易自處。

反觀台灣的父母，凡事都以孩子的需求為優先考量，孩子很容易缺乏同理心和抗壓性。

培養孩子的忍耐力，對於他們日後的人生有很大的幫助；而孩子的耐性、抗壓性甚至怡然自得的獨處能力，從小就要從生活中慢慢培養，你無法期待一個沒有經過訓練的孩子，有一天突然開竅，變得有耐性、具有專注力，那是不可能的事。

PART TWO

父母是生命的源頭

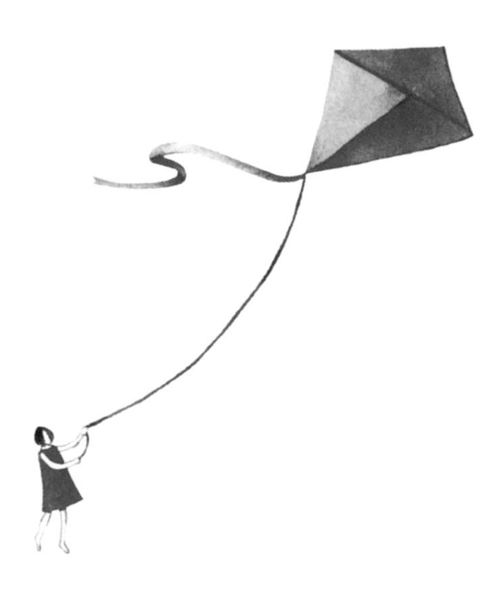

親子關係不暢通，身心容易失衡

郁文婚後想懷孕已經好一陣子了，但半年過去，肚皮一直都沒有動靜，所以去婦產科檢查，想知道到底出了什麼問題。檢查之後，發現兩邊卵巢都長了巧克力囊腫，也就是所謂的「子宮內膜異位」，懷孕的機會相當渺茫。她從來沒想過自己會不孕，聽完醫生的診斷後，整個人大受打擊！

打從國中開始，郁文每次生理期都會經痛，不過她以為每個女生多少都有這樣的困擾，因此也不以為意，從來沒想過要找出原因，徹底治療，總想著忍耐幾天就好，真的痛到受不了時，就吃止痛藥來緩解不舒服的症狀。但是隨著年紀漸長，經痛愈來愈嚴重，每次遇上生理期，她乾脆不管痛不痛都先吞兩顆止痛藥再說。為了減輕經痛問題，她更是老早就不碰冰涼生冷的飲品。

我幫郁文做了能量測試之後，發現她的情況有一部分原因是來自於和父母的關係不暢通。郁文告訴我，雖然父母很愛她，也很關心她，但一直以來都是採取傳統「上對下」的互動方式，如果她和父母的意見相左，雙方很快就會起爭執，她覺得既然彼此的觀念落差這麼大，多說無益，還不如減少接觸以避免衝突，所以她有半年都沒有回家了。

由於郁文身體裡的氣堵塞得厲害，我教她練習開通氣場的能量動作，幾天後她告訴我，雖然正逢生理期，竟然沒有感覺到經痛，這是她人生初潮至今，第一次沒有生理痛的困擾，真是太不可思議了！因為生理上的疼痛有了明顯的改善，她決定試著讓自己的心情平靜下來，對於懷孕一事，抱持著隨緣的態度；此外她也告訴自己，無論有沒有小孩，都是上天最好的安排，不再動不動就咳聲嘆氣。結果就在看完診的五個月之後，傳來了懷孕的好消息，這讓她又驚又喜，當孩子順利出生後，她終於一圓當媽媽的夢。

有了孩子之後，郁文也開始重新審視自己和父母的關係，過去她因為不認同父母對待自己的方式，所以敬而遠之，和父母的距離也愈來愈遠。

我告訴郁文，人和人之間的理解是建立在互相尊重上，我們無法改變他人的想法，也無法控制他們的思想，但是父母對於孩子的管教，出發點大都是為了孩子好，所以即使父母的觀念和我們不一樣，也要能夠理解他們對子女的愛，絲毫沒有影響。

若是與父母在想法觀念上落差大，需要時間和耐心去溝通。如果我們選擇的路是正向的，那麼我們的心就會愈來愈平靜祥和，充滿愛、慈悲和同理，父母看到了，自然會漸漸地認同與接受。但如果我們因為父母不支持而變得無情、冷漠、抗拒或生氣，那父母怎麼會認同我們的選擇呢？與其責怪已發生的事實，不如靜下心來反思自己是用什麼樣的心態面對，才會造成這樣的結果。

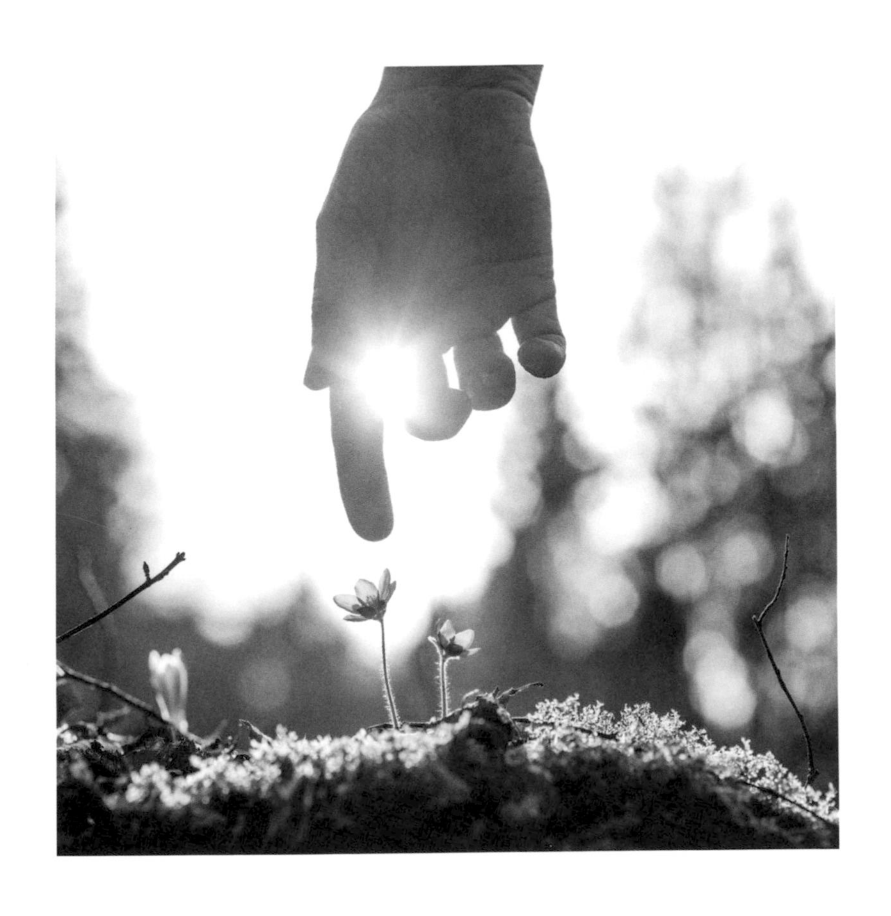

父母是生命的支持者

父母是一個人的生命源頭，如果和父母不相往來，就好像刻意驅離生命源頭，這樣一來，人很容易失去生命的動力，也會愈來愈難接納自己。父親會影響一個人事業和財富的能量，母親則和人際能量有關，當這兩股能量被截斷的時候，生命就容易卡住，工作很難順利，無法建立良好的人際關係，身體健康容易出問題，也很難變得富有。

很多開悟的證道者都再三強調：「要好好供養家裡的兩尊菩薩。」指的就是與其求神拜佛、誦經修行，不如好好孝順父母，感恩父母。我們身體的能量、ＤＮＡ都得自於父母，父母是每個人生命中最重要的支持者，我們必須常常記得，自己的生命是受到宇宙和父母支持的，要感恩爸爸媽媽讓我來到這個世界，即使生命有時會出現難以承受的痛苦，但正因為處在痛苦之中，我們才會想要尋找出口，進而帶來成長。

媽媽偏心不愛我

美瑤和父母一向處得不好，她常常覺得自己是全家最不得寵的孩子，尤其媽媽更是特別不疼她，這讓她很不解，究竟自己哪裡做錯了？而美瑤媽媽的作風一向強勢，期望孩子有優秀的表現，美瑤經常達不到標準，所以她永遠都覺得不滿意。美瑤也曾經試著和媽媽溝通，希望她不要太完美主義，這樣彼此都會很辛苦，可是媽媽卻認為這只是她不想努力的藉口。

幾年前美瑤結婚了，婚後她漸漸體會到經營婚姻、維繫家庭的辛苦，開始比較能夠體諒媽媽的心情，但是她依然不明白，為什麼從小到大，自己就是沒有辦法討媽媽歡心，並且和她好好地相處呢？

結婚前，她每天早上起床之後要先做完家事才能去上班，但弟弟

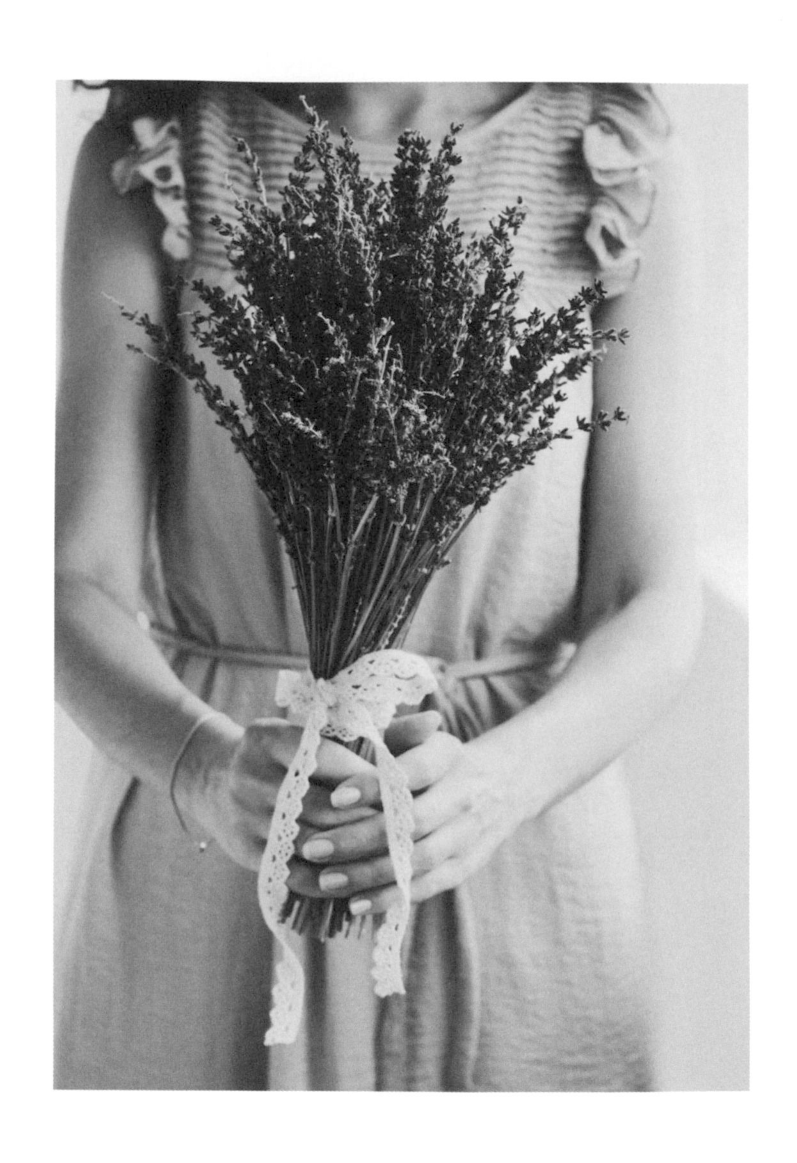

偶爾心血來潮幫忙擦地板，媽媽就會說：「家裡都是弟弟在整理，真是辛苦！」這讓她心理很不平衡，覺得自己一手包辦了那麼多家事，媽媽從來沒說什麼，弟弟只是偶爾幫點小忙，就被大大地稱讚，甚至媽媽對媳婦也比對她這個親生女兒還要好；每次回娘家，聽到媽媽跟弟媳說上班太辛苦，要她什麼家事都不用做，聽在美瑤的耳裡，非常地不是滋味：難道自己為家人做牛做馬就是應該的，不值得獲得一句感謝嗎？

有一次媽媽突然打電話給美瑤說自己身體不適，可能活不久了，要她趕快回家探望自己，她接到電話時腿都軟了！幸好後來平安無事。這麼多年來，美瑤一直渴望得到媽媽的愛，做了很多的努力，希望媽媽也能像愛弟弟一樣地愛自己，可是期待都一一落空了！現在媽媽的身體變得很差，她一想到萬一媽媽就這麼走了，自己該何去何從？忍不住悲從中來，哭得好傷心。

過去社會重男輕女的觀念，仍然根深蒂固地留在一些傳統女性的心裡，她們總覺得男孩子比較重要，有了兒子才能傳宗接代，等到自己老了之後也要依賴兒子才能生活，因此有了分別心。對美瑤媽媽那一代的女人來說，做家事本來就是分內的工作，所以美瑤做家事也是理所當然的。但是對媽媽來說，弟弟願意分擔家事，是一種體貼的表現，當然要好好地表揚他。這不是媽媽偏心，而是受到傳統價值觀的影響，就好像如果今天爸爸主動去拖地，媽媽也會特別感動一樣。

至於對媳婦的寵愛，也許是因為現在婆婆的權威不比從前，有時還要擔心自己會被兒子和媳婦拋棄，尤其現在很多年輕人不願意跟長輩同住，所以更覺得要討好媳婦才行。而且媳婦再怎麼好，畢竟是外人，不像女兒再怎麼生氣、鬧彆扭，畢竟是自己人，即使一時失和，母女之間的血緣關係是不會改變的；但是媳婦可能會跟兒子離婚，婆媳關係搞不好有終止的一天，所以最好彼此客客氣氣地，相敬如賓。

我告訴美瑤，媽媽之所以沒有辦法給她愛，是因為她連自己都沒辦法愛自己。美瑤的外婆也是極度重男輕女，媽媽在那樣的環境中長大，自然很難擺脫重男輕女的枷鎖。

在男女不平等的對待下長大的女生，經常會努力取悅父母，希望獲得他們的重視，所以對自己百般苛求、萬分挑剔，倘若不能盡如人意，就會覺得一定是自己哪裡做得不夠好、或是不夠努力，因此得不到愛。

美瑤覺得媽媽對她不好，是因為媽媽對自己也不好，她一向都是委屈自己、成全別人，不懂得疼愛和尊重自己；而美瑤是媽媽對自己內在形象的投射，所以她也會嚴格要求美瑤。但天下的母親愛護子女的心情都是一樣的，媽媽當然也很愛美瑤，因此當她自認健康出了問題，可能活不久時，心中還是惦記著女兒，一心想要看到她。

當然也不乏有子女與父母緣分非常淡薄或是關係極度緊張的例子，診間也的確遇過根深蒂固偏愛特定子女的父母。由於人與人之間的關係是累生累世的因緣，父母和子女也是一樣，所以此生彼此的關係好壞，往往是過去因緣的延續，就好像我們也會對某個朋友特別喜歡，或是特別不喜歡。如果父母子女間因緣惡劣，與其怪罪怨恨對方，並不會讓彼此的關係變好，也不能讓自己快樂起來，比較好的方式，其實是先能承認接受這樣的事實，然後自己願意做出改變，惡緣才有化解甚至轉換成善緣的可能。如果一味覺得不甘憤怒，那就只是讓原本的惡緣更加惡化。

小時候或許不懂得如何處理自己因計較比較的心而受傷的情緒，但是長大了我們可以學習和成長，不去比較或計較，懂得如何愛自己，學習改善跟父母的關係，讓自己的生命有更多的愛和關懷。有些父母本身的成長過程，就沒有得到好的照顧，從來沒有被好好愛過，所以長大之後可能會變得無法愛自己，或是很難愛自己的小孩，如果又因為身為女性，從小被教育女性不如男性，一旦有了孩子，很可能自然而然地重男輕女。

子女如果遇到這樣的父母，與其想破頭思考為什麼父母會這樣對待自己，不如先接受這樣的事實，明白父母對自己的不良態度並非自己做錯了什麼，而是父母無法跳出過去被套上的重重框架，把很多框架視為真理。就算是子女也無法逼迫父母改變，子女所能做的，其實是學習好好愛自己，讓自己保持平靜，至少能避免讓自己與父母的因緣惡上加

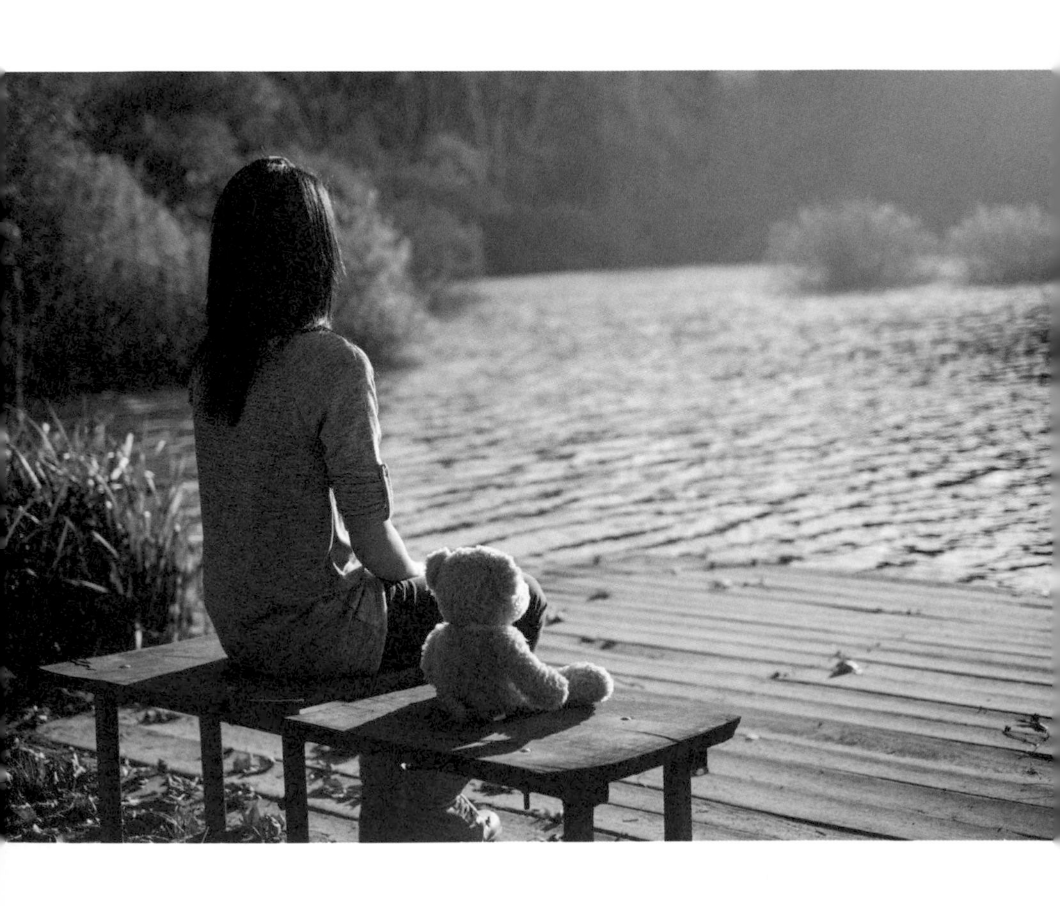

惡，然後才可能慢慢做到對父母生起恭敬或感恩的心情，開始在愛的帳戶裡存入愛的能量，讓彼此的緣分往正面良善的方向發展。

改變心念，讓母女關係破冰

孩子如果沒有母親的照顧和餵養，是無法靠自己生存下來的，很多母親只是不懂得如何表達愛，就像她也不懂得如何愛自己，並不是不愛孩子。如果美瑤可以同理母親的心情，不妄自貼上「偏心」的標籤，心中的氣惱和委屈就會煙消雲散。

我們可以不認同父母親的某些行為，但無需因此而全盤否定他們，或是讓自己陷入了怨恨的牢籠，作繭自縛。無論發生什麼事，我們都要抱持著感恩的心，做好兒女應盡的責任與義務——孝順父母。如果父母不夠好，或是達不到我們的標準，也許是自己的福德因緣不俱足，要轉變這樣的因緣，就要學習調整自己的心念。

我請美瑤珍惜母親還好好活著的時光，真心地跟她懺悔，並且在心裡跟她說：「媽媽，謝謝您，我終於知道我也是被您所愛的，我也很愛您，我會活出您所賜予的生命。」

很多患者的病痛是來自心念和情緒，而且往往跟他們與母親之間的關係好壞有關，如果與母親連結良好，生命會感受到很多的愛和支持；反之，就容易帶著有色的眼光看世界，比較容易生氣、悲傷和怨恨，導致身體健康和人際關係也都跟著受到影響。幸好最後美瑤能夠體認到這一點，改變原本負面的想法，和母親的關係也獲得了改善，過得更快樂自在。

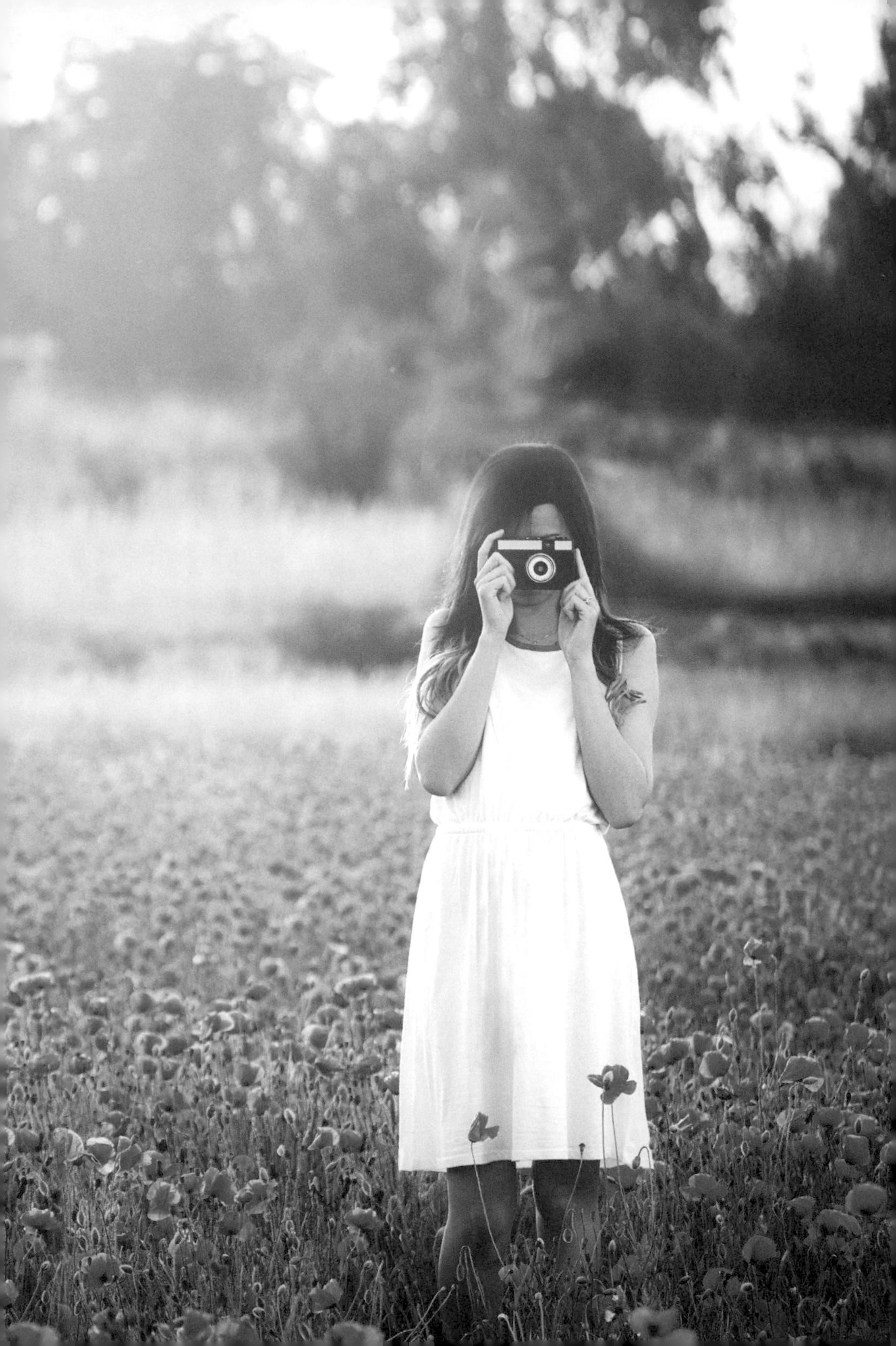

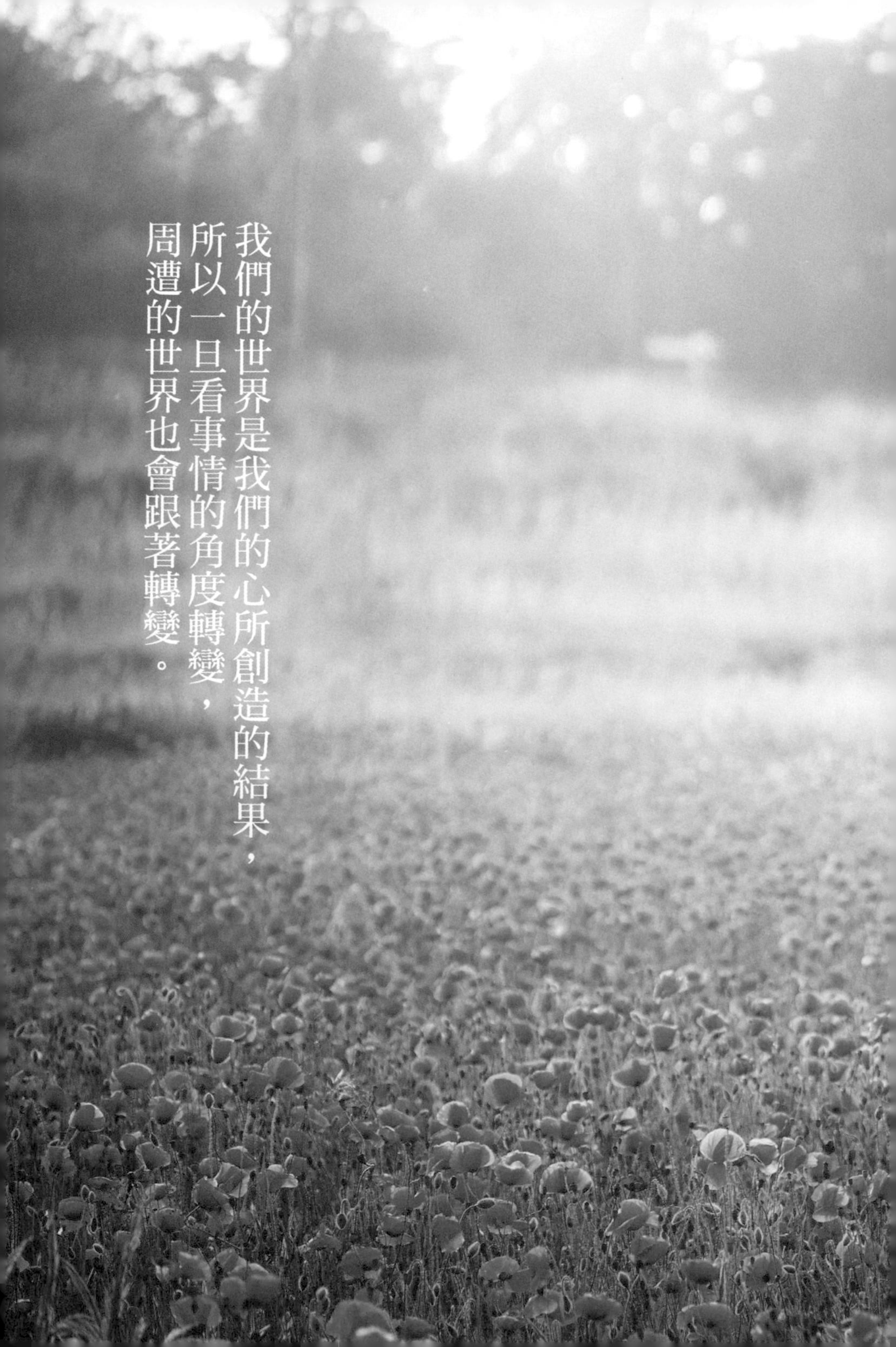

我們的世界是我們的心所創造的結果，
所以一旦看事情的角度轉變，
周遭的世界也會跟著轉變。

打破重男輕女的迷思

蘭琦的媽媽有五個女兒，之所以會生這麼多孩子，原因是蘭琦的爸爸身為獨生子，孝順的他非常想要有個兒子來傳宗接代，但沒想到，蘭琦的媽媽居然一連生下五位千金，讓他大失所望！由於養育五個孩子不容易，最後只好放棄繼續生兒子的念頭。

從小蘭琦就常常聽到母親在咳聲嘆氣，一副悶悶不樂的樣子，有時覺得她在爸爸和奶奶面前，就好像是個做錯事的小孩子，畏畏縮縮的。擔任高級警官的爸爸在家裡很少和孩子們有什麼互動，經常一臉嚴肅、沉默寡言，所以大家都有點怕他。而和他們一起同住的奶奶雖然也很疼愛孫女，但卻常語帶遺憾地說：「為什麼妳們不是男孩子呢？」

蘭琦從小就和爸爸不親，也很少和他聊心事，其實她一直很想問爸爸是否很遺憾這輩子沒有兒子？但是這個問題放在她的心裡很久，直到爸爸過世前，還是沒能說出口，也以為永遠都不會知道答案了。

前陣子蘭琦報名參加家族排列的課程，在課堂上，她透過家族排列看到父親的能量顯現，在他的眼裡，根本沒有五個女兒的存在；他也一直很懊惱自己沒有兒子這件事，讓他覺得鬱卒又沒面子。這也讓蘭琦明白了，原來父親因為沒有生兒子而抱憾以終。

蘭琦的父親認為沒能生兒子來傳宗接代是有愧祖先，雖然大家都說女兒也很好，但他總覺得旁人不了解自己的心情。在家族排列的過程中，排列師一直試圖讓蘭琦的父親知道他的五個女兒都非常愛他、很在意他，也都想好好地孝順他，但他還是執著於沒有子嗣來傳承林家的香火這一點，深感對不起列祖列宗。

溯本清源，天底下同姓子孫何其多，追溯到底，都是共同的祖先、自家的子弟，何需執著於「我這一家」或是「你那一家」呢？更何況，這輩子輪迴到這一家，下輩子可能輪迴到李家、張家、陳家、

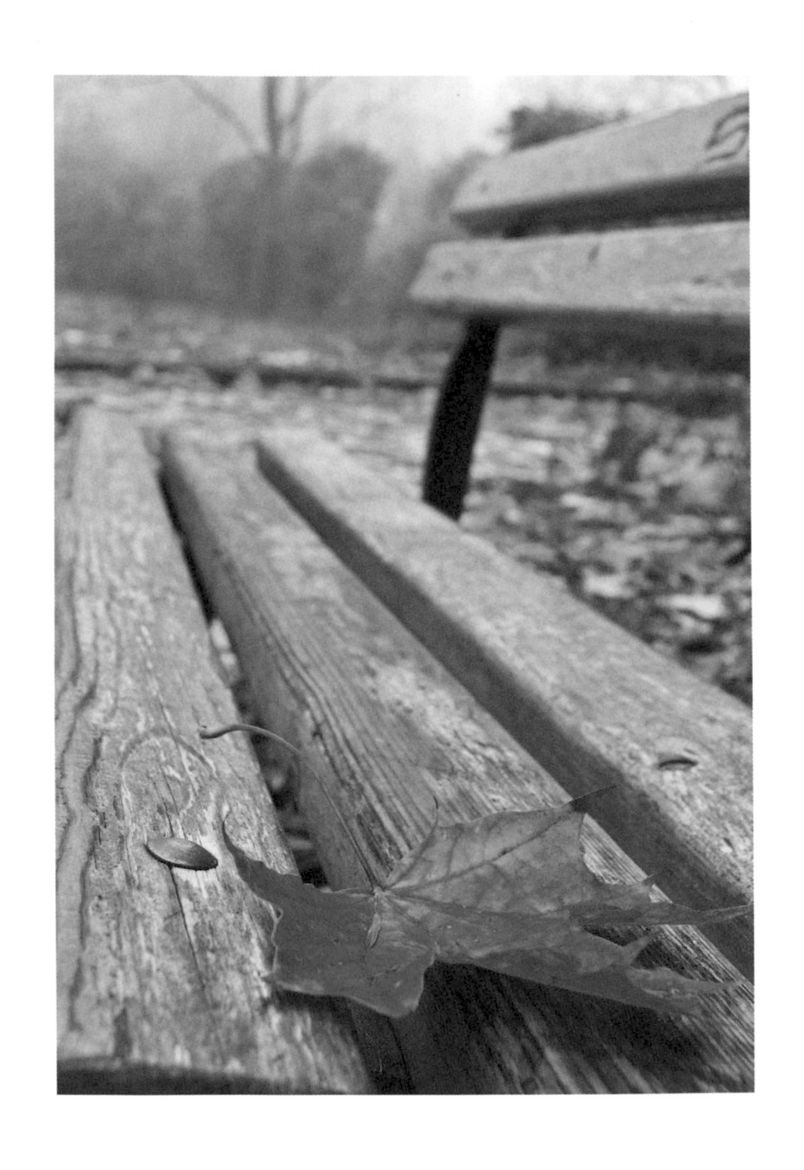

林家……有什麼好緊守不放的呢？佛陀也說得很明白，看到路邊有一堆白骨，他知道那些白骨可能是自己幾世父母的化身；天下本是一家親，如果看不開、放不下，最後只會作繭自縛，讓自己身陷其中，白白受苦。

了解生命的本質，就不會執著於生男或生女

很多人都有所謂「不孝有三，無後為大」的迷思。就像蘭琦的祖母即使對孫女疼愛有加，還是常常叨唸媳婦沒能為家裡生個男孩。事實上，重男輕女、傳宗接代的心理是一種社會文化或特定價值觀的限制所造成的執念，很多家庭失和甚至人間悲劇都因此而生。

「香火」這樣的概念，說穿了也只是一種人為的文化設計，實在不需要太過在意，像歐美人士就少有這樣的想法；所謂的傳宗接代、延續香火，往往只是一種人類對肉體死亡的恐懼和迷惘。一旦回歸到宇宙動力場中，我們就可以親身體會，生命其實沒有生死，也沒有來

去；一個人即使身體消亡，但神識卻會永遠存在，這就好像質量守恆定律一樣，物質會轉化成能量，但能量本身是不會消滅的。

廣欽老和尚往生前曾說過：「無來也無去，沒代誌！」一個人的存在不只是肉體而已，而肉體的衰敗、老化、分解，並不代表生命的油枯燈滅。只是人類很迷惘，往往把肉身這個載道之器看成最重要的東西，反而忽略了生命真正的大道所在，這就好像買櫝還珠，本末倒置，一心一意想延續香火命脈，所以設計出這麼多父權、母系的觀念來捆綁自己，讓許多人身陷其中千萬年而百思不得其解，甚至和蘭琦的父親一樣，終生抑鬱。

人類歷史上多得是母系社會的例子，例如台灣很多原住民文化就是由女人當家，負責所有的重要決定，一樣可以達到安定繁榮、生生不息的目的。西方歷史上也不乏功績卓著、為人傳頌的女王、女總統、女總理等國家領導人，她們不因性別而自我設限，往往創造出更多可能。

每個人都必須學習生命交付給我們的課題，如果抱持著沒有兒子就不能傳承香火的自責、愧疚感過一生，即使進了棺材都還想不通、放不下，那麼恐怕真的要等到下輩子降生到女人當家的女兒國，當個在女兒國中被歧視打壓的男子時，才能真正體會到單單憑著與生俱來的性別，就被判定一生是否有價值、能否為家族和社會做出貢獻，是一件多麼盲目而可悲的事啊！

爸媽也有自己的功課要做——子女無法要求，也不應選邊站

家展是家裡的老大，從小和媽媽的感情非常好，前陣子母親過世，他很難過，心裡對爸爸的怨懟也就更強烈了。他一直覺得爸爸很對不起媽媽，因為爸爸在外面有了別的女人，讓媽媽非常傷心；而且這麼多年來，爸爸都沒有好好照顧過他們，把照顧整個家庭的責任都丟給媽媽，讓她一個人辛苦地工作賺錢來養活一家人，在極度勞累、身心俱疲之下，才會這麼早就離開人世。

平常媽媽有什麼話都會跟家展說，雖然媽媽總是向他抱怨、指責爸爸的不是，那些千篇一律的話他都已經可以倒背如流了！但是因為弟弟妹妹都不想聽媽媽訴苦，若是他也不聽的話，媽媽就更可憐了，所以總是耐著性子把話聽完。

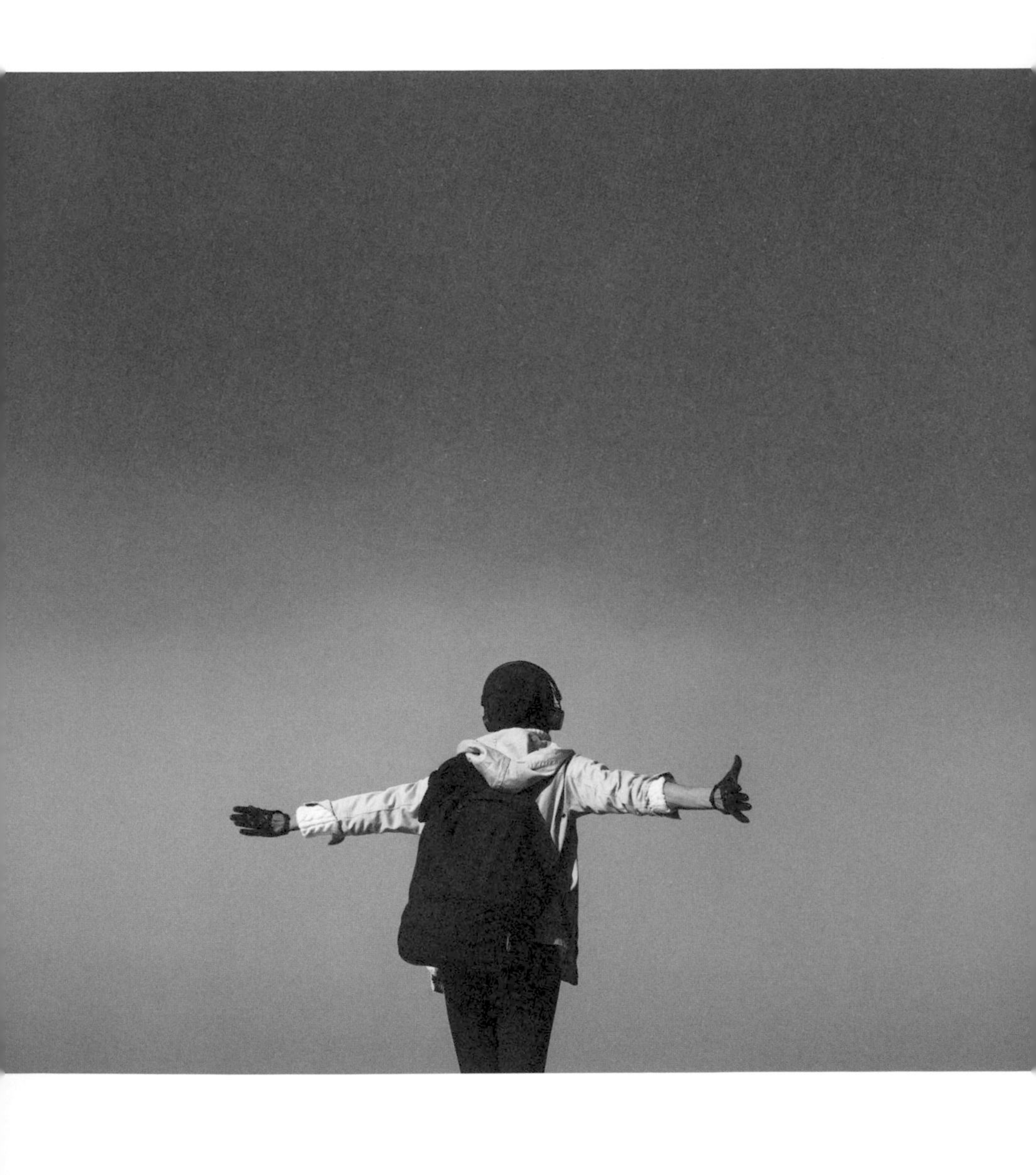

媽媽心裡有很多話想跟爸爸說，卻又不知怎麼開口，所以他常會試著幫忙傳話給爸爸，做父母之間的溝通橋樑，只是他們的觀點和立場差距很大，夾在兩人中間，往往很難處理。他一方面心疼媽媽，有時候也覺得媽媽不停地數落爸爸實在令人難以招架；換個立場想，如果自己是爸爸，大概也會受不了想要逃開，但這麼一想，又覺得好像很對不起媽媽似的。

其實家展的父親和阿嬤的感情也不好，母子之間的關係一直很緊張；如果一個男人跟自己的母親無法和睦相處，那麼也很難跟配偶處得好。但是無論跟母親或太太的關係如何，大多數父親都是愛孩子的，也想要努力做一個好父親，只是常常力有未逮。很多人對於父親的恨是來自於憐惜母親，所以全身帶刺，充滿了防衛之心，即使做父親的想要主動表達關心或親近孩子，恐怕也很困難。

不要把孩子當傳聲筒

父母之間有累世的因緣果報，表面上看起來可能是一方的錯，另一方是受害者，不過凡事發生都一定有其因緣，身為局外人的我們不見得能夠看得清楚事情的全貌；當我們不清楚又想介入的話，反而會愈幫愈忙，讓父母的關係愈來愈糟。其實，該還給別人的功課，就要還給對方，不然就好像把一大包米漫無目的扛過來又扛過去，只是做白工，對誰都沒有幫助。不如把米放下來，讓知道要怎麼處理的人來處理，否則累垮了自己，又幫不到別人。

比較好的應對方式是帶著真誠的感恩和敬重，讓父母親自己處理。如果父母親的抱怨真的停止不了，那麼就告訴抱怨的一方：「我尊重您，也尊重父親／母親，請您允許我尊重父親／母親。」或許有的子女擔心這樣做，抱怨的一方會受傷，但若是不斷批判對方，被批判的人也會受傷啊！如果父母因為我們的話而感到難過，正好可以讓他們反思一下自己的言行。

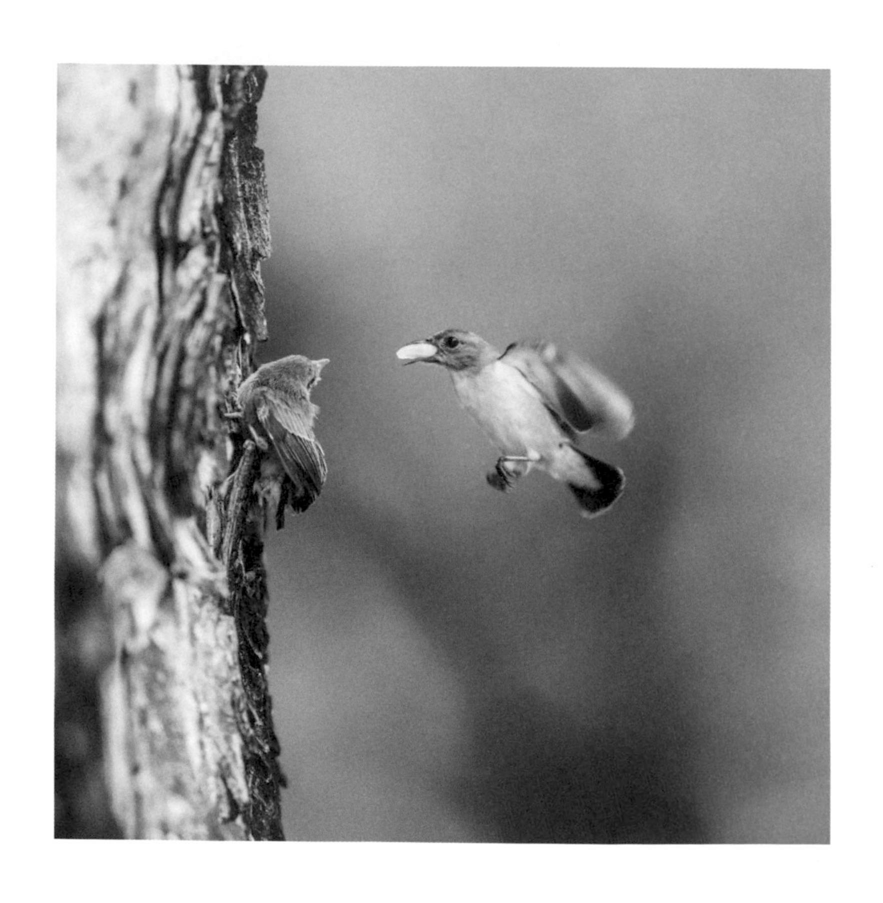

如果父母還是一直抱怨不停，就要適時地制止，但制止的方式並不是不耐煩地說：「好了！不要再說了！」而是用平和的態度告訴他們：「媽媽／爸爸我很愛您，但是請您不要在我面前批判父親／母親，請您允許我也愛父親／母親。」然後在心裡說：「親愛的父母，謝謝您們生我、養我，我很敬重您們也很愛您們，但是我會把屬於您們之間的功課還給您們。」

由於父母無論在儒家的五倫或能量場上，他們的位階都比子女高，子女無法要求父母親聽從自己的話，而父母自己要做的功課，子女也不能插手，因此父母之間的問題，不是子女能作主的，也不需要選邊站。

家展對於夾在父母中間左右為難，一直很苦惱，雖然母親已往生了，仍然懷有愧疚之心，始終覺得對不起她。所以我請他在心裡對父親說：「親愛的爸爸，謝謝您生我、養我，我知道您已經試著做最好的爸爸，我把屬於您和媽媽之間的問題還給您們，這是您們的功課，我不再介入。我也把媽媽對爸爸的生氣和不滿，帶著愛和敬重還給媽媽。我是您們的孩子，您們兩位我都尊重，也都愛，謝謝您們，也請您們祝福我。」這樣說完後，家展覺得身體輕鬆多了，因為當我們心裡抗拒著什麼時，我們的身體也會因為無法處理壓力，而感到很沉重。

父母之間相處的問題是他們兩人的功課，子女並不適合擔任傳聲筒，因為孩子的介入，有時反而助長彼此互相攻訐、抱怨的負面能量。我建議子女不帶批判地傾聽父母親的心聲，先同理他們的感受，並且感謝他們對家庭的付出和努力，適時提醒對方的好和付出，就能幫助他們的關係產生正面的流動。

感恩生命的源頭

博銘對爸爸的態度愈來愈不耐煩，因為他的脾氣真的很差，每天回到家不是抱怨自己工作有多辛苦、壓力有多大，就是公司的人都排擠他，讓他覺得很累。爸爸還說，要不是為了這個家，他老早就辭職不幹了！

博銘覺得爸爸很自私，明明家裡的事情幾乎都是其他人在做，偶爾要他分攤一些家事，不是裝作沒聽見，就是直接拒絕，卻表現出一副好像全世界只有他最辛苦的姿態，似乎別人幫他做任何事情都是應該的，而且做得再累都沒關係。加上他總是對家人頤指氣使，稍有不順心就大聲嚷嚷，令人受不了！

前陣子爸爸去看醫生，結果醫生診斷出他罹患躁鬱症，這下可不得了，爸爸更是要求全家人什麼事都要順著他的意思做，要不然他的病就好不了！他也三不五時就搬出醫生囑咐的話，叫大家不能忤逆他，這讓他愈看爸爸愈不順眼。

在博銘的眼中，父親是個既不知足又不懂得感恩的人，經常把全家搞得雞犬不寧。但是在抱怨之前，也許博銘可以先問問自己：「爸爸年紀大了，身體也不太好，每天工作超過十個小時，是不是真的很辛苦呢？」

如果博銘能夠將心比心，就能夠體諒爸爸的苦衷。另外，從小到大，爸爸為他做了那麼多，他有發自內心地感恩過爸爸、體諒爸爸的辛苦嗎？他對爸爸的付出有相對的回饋嗎？當爸爸為家庭付出一切卻沒有獲得回報，難免會感到生氣不滿，就像博銘幫忙做家事卻沒有得到爸爸的感謝也覺得委屈，不是嗎？

如果想要轉換父子之間的惡緣，博銘應該在心裡真誠地感謝爸爸一個人辛苦地在外面工作打拚來養活一家人；而當爸爸希望博銘幫忙時，他也應該帶著感恩的心，歡喜甘願地去做，才能帶動父親一起做

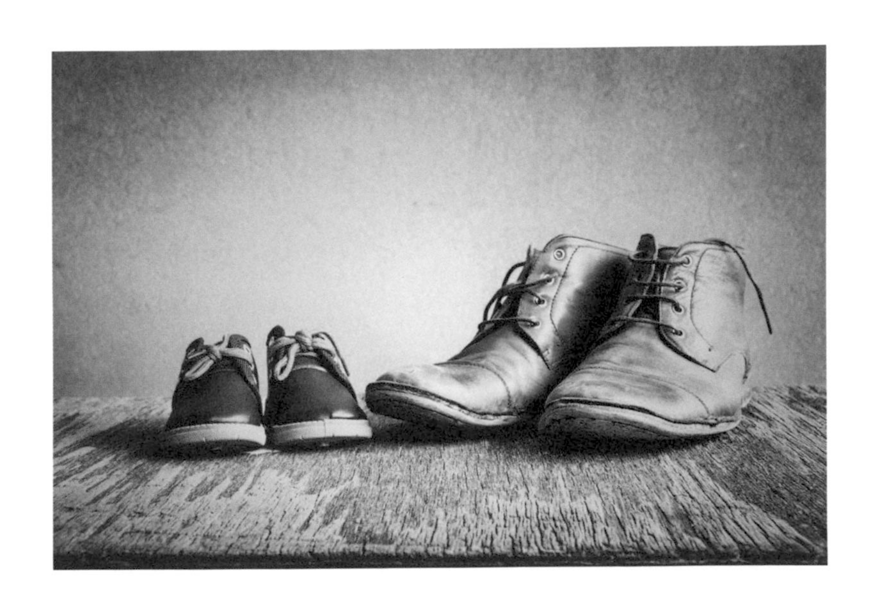

家事。我常說，想要改變周遭的人，必須先從改變自己做起；如果博銘不從自己的心出發，開始做出一些調整，就會不斷陷在互相抱怨和生氣的泥淖中，父子之間的感情也會愈來愈差。

對於幫助我們的人，發自內心尊重和感謝

歐洲有位知名的米其林三星廚神，他寫過書、主持節目，還在世界各地開米其林餐廳，一年入帳超過十億元，但他的餐飲集團最後卻傳出了負債累累、瀕臨破產的消息；為什麼他曾經拯救了許多家面臨倒閉的餐廳，最後自己卻淪落到財務出現大破洞的下場呢？

這位米其林主廚原本在一家米其林餐廳服務，後來在岳父的支持下創業，將這家店經營得有聲有色，打造出數一數二的餐飲帝國。但是幾年前，這位米其林主廚和岳父因故撕破臉，甚至還找了私家偵探調查岳父，指控他帳目不清、挪用公款，最後憤而解除他的執行長職務，雙方因而打官司，鬧上法庭。

金錢有其流動的能量，就好像一條河流，如果源頭阻塞了，水流就會出問題。這位米其林主廚的例子，原本經營得很成功的餐廳在一夕之間莫名破產，就是因為金錢、事業、親情的能量流通阻塞了。

無論做任何事情，想要成功的話，一定要學會尊重和感恩源頭；如果想要生意興隆、財源廣進，就要尊重和感恩金錢的來源，像是顧客、投資人、供應商等等；如果想要身體健康，就要尊重和感恩生命的源頭——生我們、養我們的父母；想要學業有成，就要尊師重道；想要事業有成，就要尊重和感恩一同創業的夥伴，還有資金的提供者；想要伴侶關係良好，就要感恩和尊重伴侶，以及對方的父母。

倘若跟源頭的關係不好，人生往往很難順心如意，經常會覺得好像做什麼都不容易成功。而如果在成功之後，反過來想要擺脫源頭，以為這樣可以更自由，其實是在自掘墳墓；一旦切斷人生的源頭，最後可能落得什麼都沒有。

很多人一旦事業發達，就覺得成功完全是靠自己的努力，想要獨吞成果，這樣的想法容易讓人忘了飲水思源；有些人覺得自己出錢才是老大，漠視他人的辛勤付出，引發對方的憤恨，如此一來，很容易兩敗俱傷，甚至淪落到身敗名裂的結果。

一個懂得感恩和尊重的人，才會遇到更多值得感恩的事情，也才能夠得到該有的尊重。一味地強取豪奪或是訴訟爭執，並不會讓我們的人生順利，也不能讓生命得到更多，反而會不斷失去。因此，如果想要開創充滿喜悅的豐饒人生，就要懂得對生命源頭抱持感恩之心；只有維持生命源頭的和諧、順暢，才能讓人生河流潺潺流動，得以承載更多美好的波光。

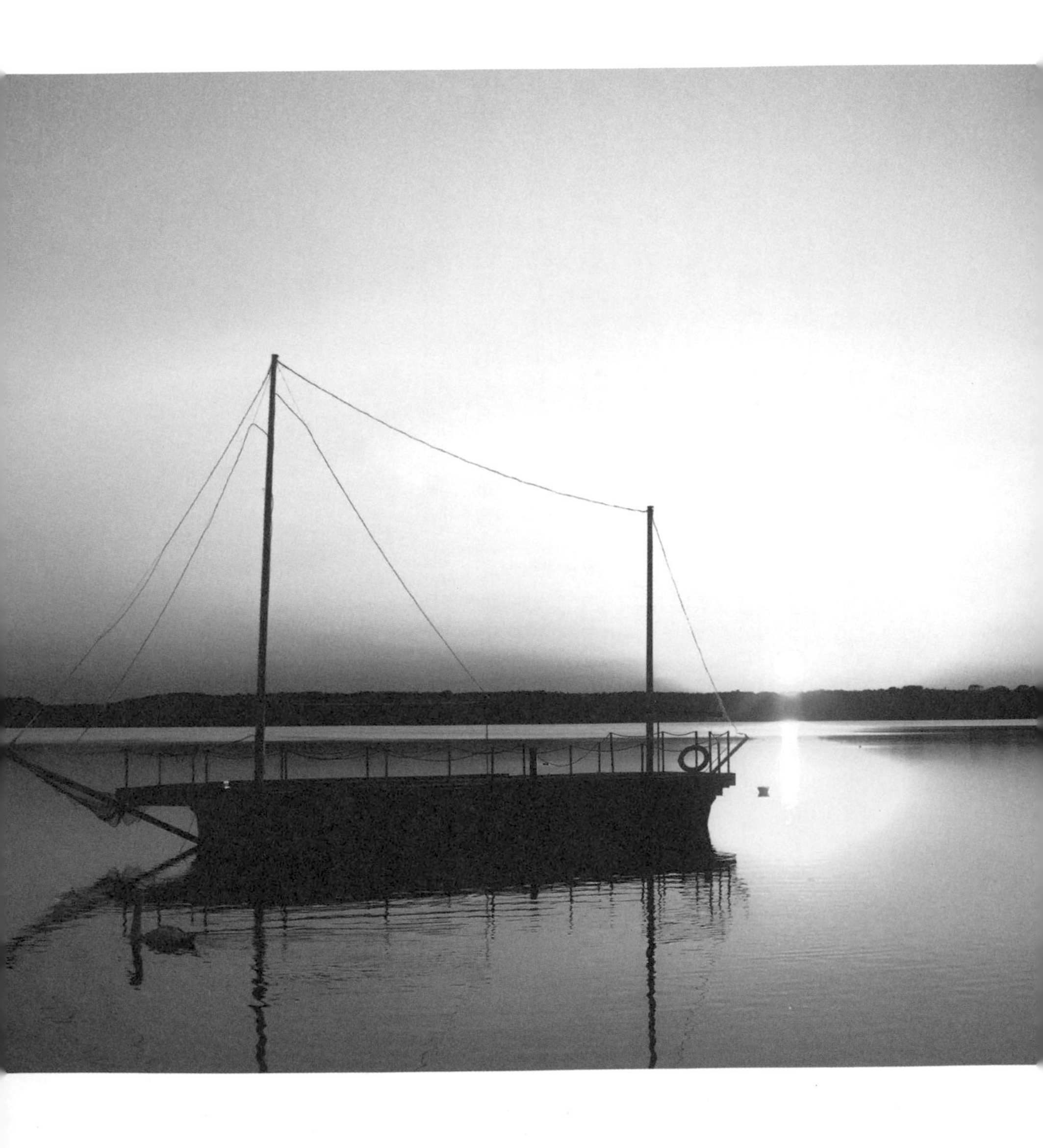

頑固老媽

碧霞的媽媽自己一個人獨居過生活，她是個念舊又戀物的人，什麼東西都是有進無出，也不懂得整理，以致家裡堆滿了雜物，顯得狹小又擁擠。為了這件事，碧霞已經不知道跟媽媽講過多少次了，希望她把無用的東西拿去資源回收場處理或送人，但是她怎麼也不肯聽勸；每次回去看媽媽，一走進門看到房子裡堆滿了雜物，就讓她忍不住有一肚子的無名火，在心裡熊熊生起。

同樣地，媽媽對於碧霞的反應也很不開心，她覺得自己和女兒沒住在一起，家裡堆了再多東西對她來說又沒影響，憑什麼要照女兒的意思，改變原先的生活方式？對於女兒老是想干涉自己的行為，心裡隱隱有些不滿，母女倆常常為此爭吵，暗自生彼此的氣。

碧霞媽媽住在自己的房子，當然有權利決定怎麼做。事實上，碧霞應該去關心母親為什麼要儲存這些東西，這些堆積如山的雜物是否會造成她生活上的困擾，有沒有需要幫忙的地方？如果媽媽是因為沒有時間、心力處理，她可以主動幫忙，而不是一味批評或責怪媽媽。

老一輩和年輕一輩因為成長環境的截然不同，而有很多觀念的差異，過去的人因為物質的極度缺乏，尤其是親身經歷過戰亂的人，物資得來不容易，所以有很大的不安全感，因此任何一點物質都極度珍惜，但多數的年輕一輩在成長過程中，從來沒有經歷過匱乏，所以很容易就能夠做到對外在物質的斷捨離，甚至出現過分浪費的傾向，各種物質的過度消耗，破壞環境，也帶來很大的問題。如何在極簡到極奢中取一個平衡值，其實是每個人都必須思考的事情。

碧霞必須看到媽媽這麼做背後的原因，並且不帶批判，予以尊重，如果媽媽覺得這些雜物對她來說一點困擾也沒有，也不需要其他人來幫忙打理，那麼碧霞就應該接受媽媽的做法。何況每個人對居家

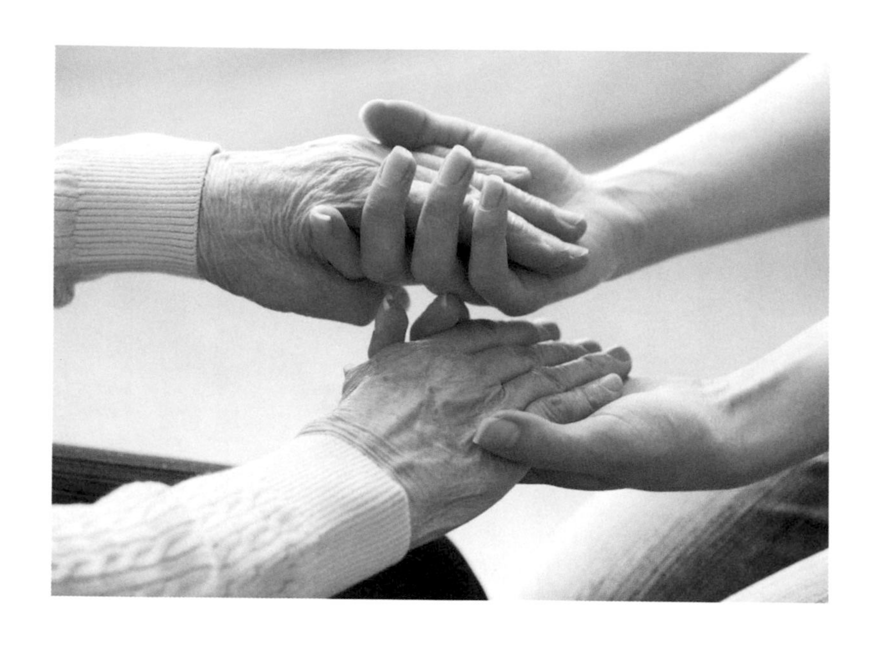

環境乾淨整齊的標準，本來就不一樣，沒有誰是絕對的正確。碧霞可以試著和母親分享自己的想法，但只有讓母親真正感受到生命的豐足與安全時，才不會再堅持守住滿屋子的物品，不肯放手。

有些孩子看到年紀大的父母經常亂買成藥服用，會苦口婆心地提出勸告，告誡他們吃成藥既花錢又傷身，但老人家總是不肯聽勸，只要聽見朋友大力推薦什麼產品，或是看到電視廣告強力促銷，就會受不了誘惑，買來試試看。

孩子發現自己不管軟硬兼施都沒有用，父母依然故我的行為，常會脫口而出：「你就是太固執了，才會生病！」

而站在父母的立場，恐怕會覺得孩子才固執。說起來，固執往往是相對的，你覺得別人有多固執，別人就認為你有多固執。如果我們總是責怪別人固執己見，容易發怒，令人倍感壓力，不妨先檢視一下自己是否老是看不慣他人，動不動就發怒、常生悶氣呢？

固執往往是一方想要改變或說服另一方，或者是堅持拒絕接受對方所提出的要求，才會覺得對方難以妥協，不願配合。如果能夠放下一己之見，懂得尊重、善解、同理他人，你會發現，世界上根本就沒有所謂固執的人。

溝通得先學會傾聽和尊重

很多時候，我們會跟父母親起爭執，是因為用憤怒、不尊敬的態度面對他們，不僅讓父母生氣、傷心，也無法取得他們的信任與尊重。

每個人投向宇宙的一切能量，最終都會在不同的時刻，以不同的方式，直接或間接地回到自己身上；無論投出的形式是言語、文字、行動，或者只是內心的一個念頭和想法，一旦形成，都會產生發揮作用的力量。

有些人經常抱怨別人脾氣不好，和他們說話時總是小心翼翼。事實上，有時候我們說出口的話本身並不尖銳，但是接收的一方卻覺得不舒服，原因就在於我們的言語中充斥了指責對方的情緒或其他負面感受，就算只是在心裡嘀咕沒有說出口，或甚至只是潛在的抽象心念，對方都會感受得到。就好像有些先生下班回家，發現晚餐還沒做好，就順口說出：「妳整天都沒事，怎麼晚餐到現在還沒好？」先生也許覺得自己只是肚子餓、很想吃飯，但聽在太太的耳裡，就好像在指責她鎮日不事生產，好吃懶做。實際上，先生的用詞和語氣，的確隱含了對太太的質疑和不滿，即使先生沒有口出惡言，但仍然讓太太覺得被批評，而生起防禦之心，於是便容易引起摩擦。

溝通和說服是兩件事。「說服」通常只是希望對方認同我們，過程中雖然也會聆聽，但聆聽的目的常常是想要找到破綻，讓自己可以反駁對方。溝通應該是不預設立場，帶著「愛心」、「尊重」和「同理心」，來傳達彼此的想法和意見。

如果我們覺得溝通無效時，就要反思是否把自己的想法和意見強行加諸到他人身上？我們說話時的語氣、態度是否帶著指責或輕視的意味，覺得自己說的才對，別人都是錯的？我們對話的出發點是基於關心，還是因為自己看不慣？

溝通之前，最好先弄清楚是想要溝通，還是想要說服他人。如果目的是溝通，就應該耐心傾聽對方的意見，站在對方的立場，設身處地地去了解他的想法，然後適切地表達自己的看法。溝通的前提在於尊重對方的想法和感受，當我們不預設立場的時候，即使彼此的立場不同，也不會相互對立。就算溝通之後還是無法認同對方，也要帶著同理心，尊重他們的想法，而不是帶著批判、憤怒或輕視的心態說教，這樣一來，溝通才有意義。

面對家人、朋友、工作夥伴都是一樣，當我們想要表達自己的意見時，要先能夠同理他們的感受和想法；否則即使是一番好意，也可能弄巧成拙，弄得不歡而散。溝通的時候，一定要抱持真誠的態度，針對事情本身做理性的討論，找出問題所在。如果能夠不帶指責、語帶誠懇地請教對方，相信對方也會放下成見，打開心胸，進行真正有效的溝通，因而達到增進彼此了解的目的。

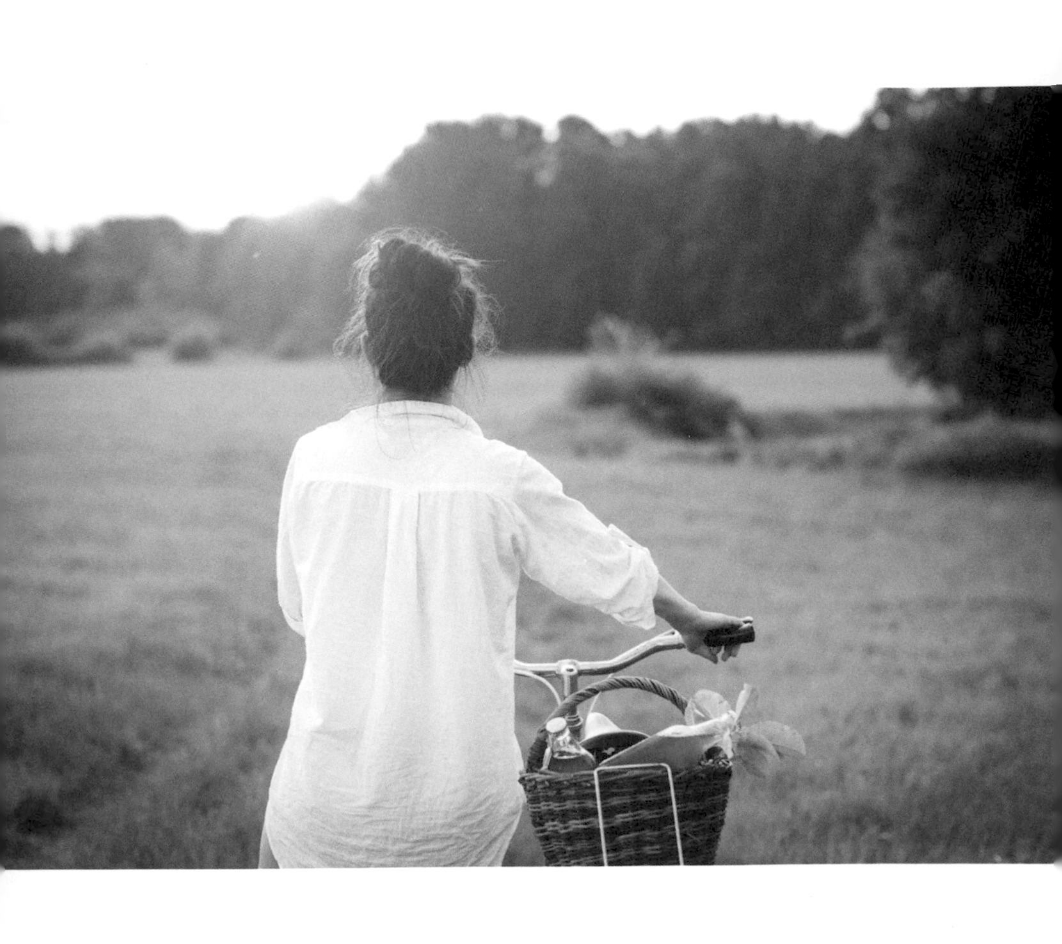

無法說出口的愛

莉婷已經很多年沒有跟爸爸說話了，從她有記憶以來，爸爸就是家裡的痛苦來源，他不務正業，最大的樂趣就是賭博，從來就沒有照顧過家裡的經濟需要。只要爸爸一回家，全家就不得安寧，因為如果輸錢了，就回家大吵大鬧，對媽媽又打又罵，硬逼她非得生出錢來不可！有時他在外頭欠了賭債，使得一些不三不四的人來家裡要債，也讓家人不堪其擾。

媽媽一直拚命打零工，從早到晚兼三份工作賺錢來養家，但是爸爸三天兩頭就回來要錢，媽媽賺的錢怎麼也不夠讓一家溫飽，所以莉婷從很小就開始打工賺錢來分擔家裡的經濟壓力，高中畢業後，她更決定放棄升學，早早進入社會工作。

直到現在，莉婷已結婚生子，想到爸爸還是難掩心中的憤怒；雖然痛恨爸爸的心情不像年輕時那麼強烈，但頂多也只是把爸爸當成陌生人看待，根本不可能有任何感恩和敬畏之心。即使這幾年她到處去當義工幫助別人，心裡對於父親的怨恨還是無法完全放下。最近她看見爸爸因為年紀大了，外表和體力衰退不少，竟然有一種竊喜，這麼一來，爸爸應該就不會再去賭博了吧。

停止憤恨和抗拒事實

莉婷對父親的憤怒，來自於她認為父親「應該」要為家庭負責任，而父親的行為卻不符合她對一般父親形象的期待與要求。對於父親的行為，莉婷不願坦然面對，反而一味地批評已發生的事實，所以才會一直活在痛苦與怨恨之中。

一個人只有在接受事實之後，愛、尊重和感恩才能油然而生，也才有可能從內心發出正向的能量，和對方產生和諧的共振，讓彼此的關係進一步獲得改善。

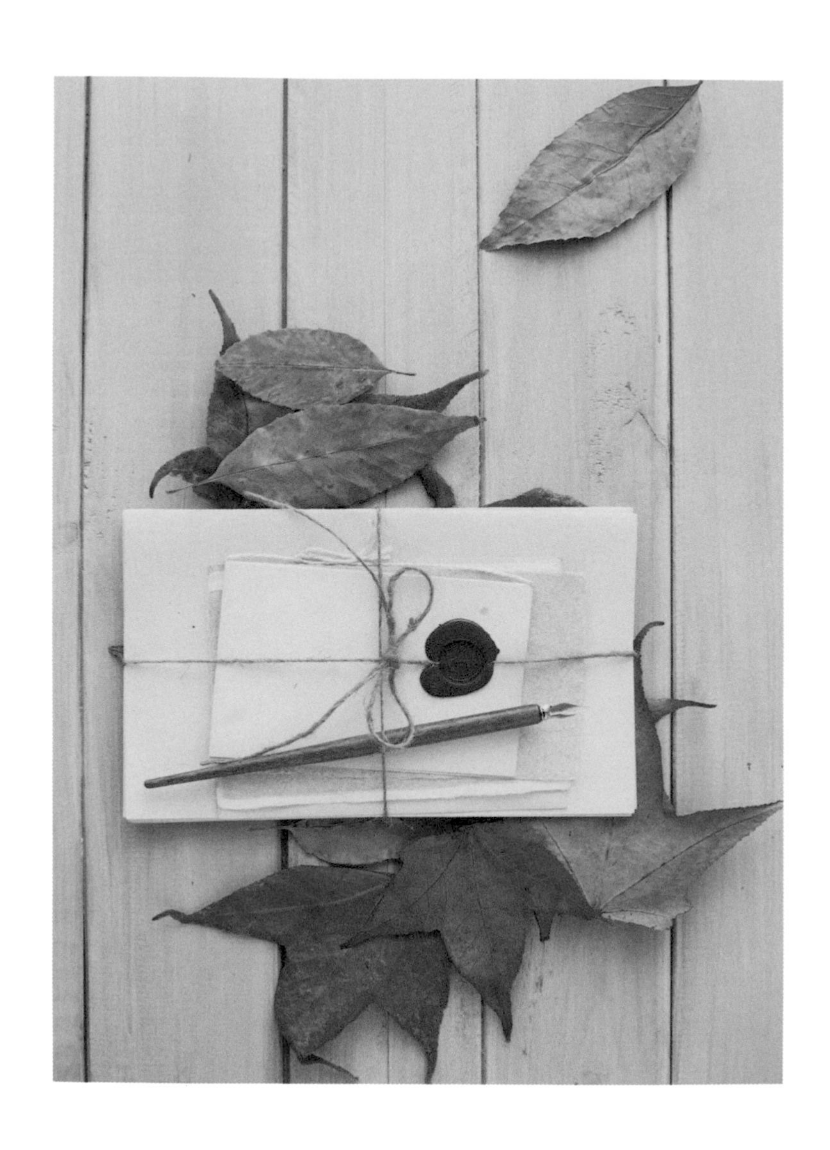

之前有位長期手麻肩膀痛的病人來看診，能量測試後發現她和母親之間卡了很多悲傷的能量，病人說母親是第三者，常常處在悲傷和自憐中，總是藉酒澆愁，每次病人要母親別再喝酒，母親就大發脾氣，因此病人身心壓力很大。我告訴病人，媽媽的情緒並非衝著她，以後如果媽媽情緒又不好，就在心中送祝福給她，試著心平氣和地去面對。後來病人回覆我，自從開始去理解並發自內心地敬重母親後，母親就沒再亂發脾氣，就算見到媽媽喝酒，病人也不再指責，反而和媽媽聊些開心的事，果然媽媽喝酒的次數明顯減少，讓她很開心。

一個人如果嗜賭或是沉溺在任何癮頭裡，往往背後都有著不為人知的因素。如果我們能夠理解同情對方的處境，就不會心生責怪與怨恨，也才有能力去轉化彼此的關係。莉婷對嗜賭的父親抱怨、痛恨、批判、鄙視或是咒罵，結果只會讓父親更無力，甚至自我放棄地沉淪下去，希望藉由一場豪賭來翻本，好證明自己不是一個毫無用處的爸爸。

父母是每個人生命中巨大的能量源頭，只有在我們對父母充滿愛與敬重時，才有能力好好地愛自己、敬重自己。父母是把我們帶到這個世界上來的人，每位父母所能給予孩子最寶貴的禮物就是生命，無論他們對孩子的照顧是否完整，對於賦予生命的父母，我們當回饋他們的恩惠。倘若莉婷願意做出改變來對待父親，才能讓被堵塞的生命源頭重新得到清理，進而讓生命流轉順暢。

怨恨父親的孩子並不少見，我有一個患者小時候很得父親的寵愛，但後來父親外遇，又因為酒駕發生重大車禍，導致路人全身癱瘓，於是和母親離婚。離婚後，父親選擇帶走哥哥，而不是一向最疼愛的女兒，讓她覺得自己被爸爸遺棄了！她一直深感傷心和憤怒，到了長大成人後，都無法走出這個內心的陰影。

在能量場上我感受到這位爸爸其實是非常愛女兒的，但是因為自己的錯誤行為，毀了整個家庭，還害另一個無辜的人終生癱瘓，內心感到相當自責、愧疚。很多人一旦自覺犯下了大錯，深感內疚，就會認為自己不值得也不配擁有所愛的人事物。

我告訴這位患者，她的父親絕對不是因為不愛她，所以只帶走哥哥，卻把她留給媽媽。父親是用放棄自己最愛的人來懲罰自己犯下的錯，因為他覺得自己不值得擁有；身為父親最寶貝的女兒，除了去理解父親的心情，還應該發自內心原諒爸爸，同時要在心裡請求爸爸原諒自己，父母是我們生命很大的能量源頭，愛他們我們才能愛自己。過去對父親帶著很深的不諒解與埋怨，對自己和父親造成了傷害，只有等到自己真心對自己犯的錯誤感到懺悔、誠心祈求父親原諒後，才能從恨意中走出來，開始良善的循環。

凡是宇宙中所發生的事實，一定都有它的因緣，否則不會發生。一切因緣生，一切因緣滅，我們的苦與恨往往來自於對事實的抗拒，因為無法接受它，想要他人依著我們所想、所願而行，這樣的期待是非常不切實際的。如果一直不肯面對事實，就會讓自己持續活在痛苦中，而這些痛苦與怨恨，其實都是自己的無明所造成的後果。

我們的痛苦往往是我們自己造成的，無法埋怨他人。從另一個角度去思考，自己的不幸或痛苦，既然是自己所創造出來的，當然也能由自己來消除。當我們願意為自己所感受到的痛苦負起完全的責任時，我們便有了自主的能力，可以離苦得樂，選擇過不一樣的生活，而不是讓自己活在恨意或怨氣之中，度過寶貴的一生。

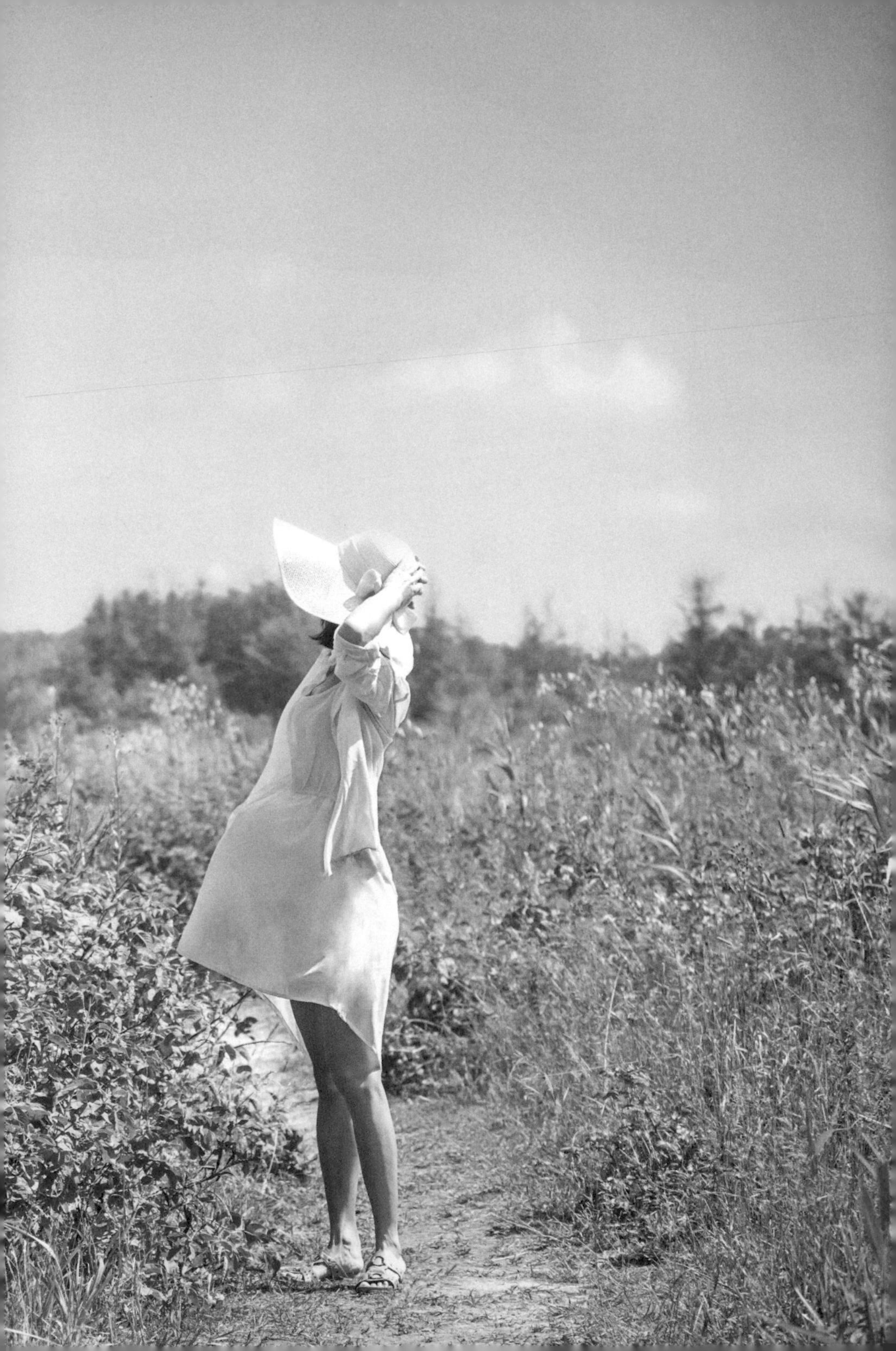

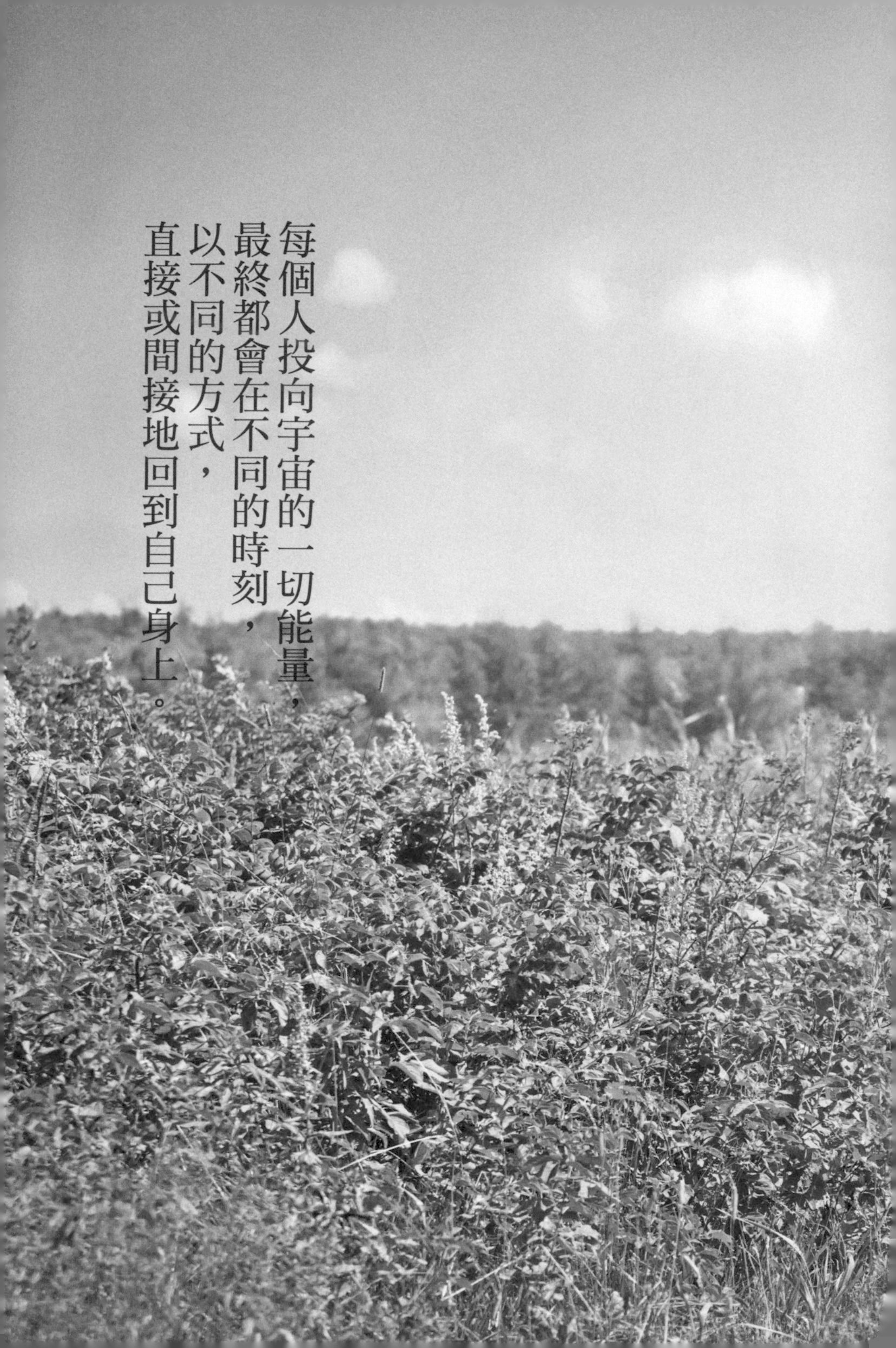

每個人投向宇宙的一切能量，
最終都會在不同的時刻，
以不同的方式，
直接或間接地回到自己身上。

天底下沒有完美的父母

唯真父母親的感情一向不好，爸爸的脾氣很壞，總是和媽媽因為錢吵架，兩人動不動就把離婚掛在嘴邊。她和母親的關係也很疏遠，身為長女的她，從小就要照顧弟弟妹妹，而媽媽為了賺錢，到處打零工，完全不管孩子的死活，也從來不關心他們吃飽了沒？衣服穿得夠不夠暖？在學校有沒有好好上課？

小時候，唯真很羨慕同學的媽媽放學會來校門口接送，回家後還有媽媽準備的點心可以吃，但自己的媽媽卻只忙著賺錢，除了偶爾心血來潮，會帶著唯真和弟弟、妹妹去買文具和衣服，平常很少在家。每天放學回家後，看到家裡冷冷清清的，總是讓她覺得很難過。

因為從小一直渴望媽媽能常常在家，所以唯真當了媽媽之後，就立刻辭掉工作，專心在家帶小孩，希望讓孩子一回到家有東西吃，有媽媽陪在身邊。

一心想當個好媽媽的唯真幫孩子打點生活中的一切，對於孩子的課業和人際關係也很關心，一有什麼狀況，就會出面幫他們解決。此外她覺得孩子功課壓力大，只要求他們把自己的書讀好，其他什麼都不用管，所以一手包辦了家中所有的雜務，結果導致孩子上了大學後，什麼家事也不做，放假只會在家裡打電動，整個人懶懶散散的。

唯真的大兒子今年大學畢業，卻每天待在家裡不去上班，好不容易在她的三催四請之下找到一份還不錯的工作，結果上了幾天班之後就因為和主管鬧脾氣而離職。

唯真愈想愈生氣，之後動不動就教訓他，指責他好吃懶做、遊手好閒，但孩子並不覺得自己有錯，所以常常和她頂嘴吵架。唯真實在不明白，跟自己的媽媽比起來，她已經很努力做個好媽媽、不犯下媽媽曾經犯過的錯，為什麼孩子還是不懂得她的辛勞付出和一番苦心呢？

心中有愛，才能夠體會別人的付出

每個世代都有不同的背景與想法，唯真父母的那個時代，光是想要平安地生存下來，都是一件很困難的事。加上當時不懂避孕，孩子普遍都生得多，想要餵飽家裡的每一張嘴，真的不容易。

當年唯真的父母感情不好，讓唯真媽媽對於婚姻很沒有安全感，所以才會拚命賺錢。她曾經跟先生吵架後，告訴唯真，有一天要帶著她和弟弟妹妹一起離開；而自己努力工作，都是為了萬一離婚所做的準備。

一個孩子能夠長大成人，表示父母一定盡了許多心力養育他們，倘若父母沒有餵養孩子、幫他們把屎把尿、讓他們穿衣保暖，孩子又怎麼能平平安安地長大呢？雖然媽媽沒能陪伴著唯真一起長大，但仔細想想媽媽的處境，她應該可以體貼媽媽的用心和犧牲才是。

唯真怪罪母親沒有用心地呵護、照顧自己，但是從小就扛起了照顧弟弟妹妹的責任，讓她學會了什麼是獨立自主。相反地，唯真當媽

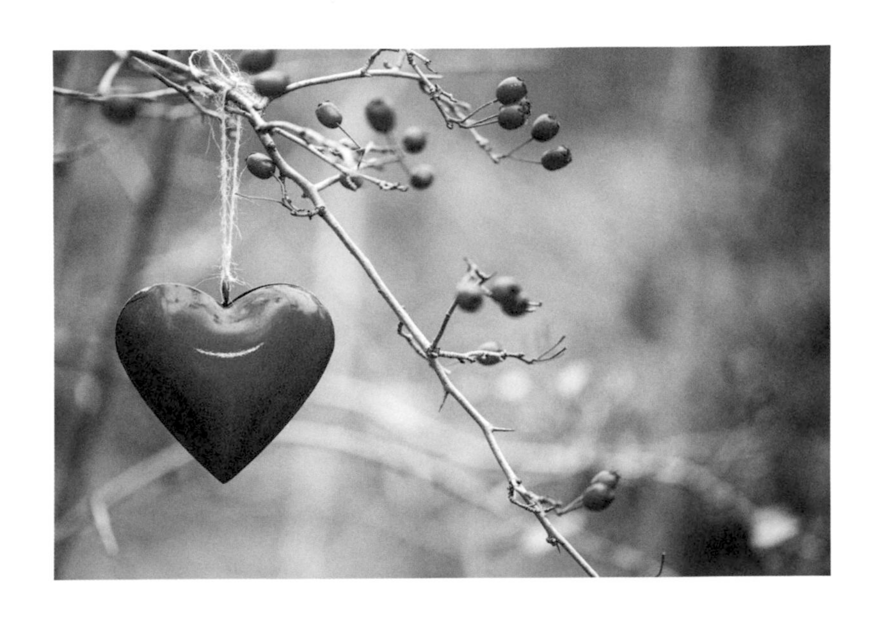

媽之後，放下工作，全心全意地照顧和陪伴兩個孩子長大，卻讓他們依賴心重，沒有責任感，甚至還回過頭來埋怨唯真。事實上唯真也的確過於寵溺孩子，因為小時候沒有讓孩子學習分擔家務，只要負責讀書就好，長大之後當然不會幫忙做家事，也不喜歡做，因為對他們來說，做家事一直是媽媽的事。

如果一個人覺得父母不夠愛自己、對自己的付出太少，一旦成為父母的時候，很可能矯枉過正，把孩子照顧得無微不至，深恐給予孩子的關愛不夠，所以什麼事都儘可能地幫孩子完成，替他們作決定、事事為他們出頭，唯恐孩子會受到傷害。在這樣的環境下教出來的孩子習慣凡事倚賴父母，常常無法獨立，也不敢獨立，而且很容易因為遇到困難和挫折而氣餒，甚至怪罪別人。

父母對孩子的愛往往是不計代價、不求回報的，但愛是需要學習的，一個人心中沒有愛，也很難感受到他人的愛。如果我們不懂得付出愛和感恩，反而一味地向外索求，覺得別人對自己的愛是應該的，那麼就會愈來愈缺乏愛。

每個人都是宇宙中獨一無二、不可取代的寶貝，都值得被珍惜、值得被愛。我衷心祝福，祈願每個孩子都能感受到父母的愛，也祝禱每個孩子都能懂得感恩和體諒父母，在這一世珍惜億萬年難得的相會，讓彼此結下美好的因緣。

金錢買不到快樂

美憶是家中長女，長得漂亮的她從小功課好又懂事，是父母的驕傲；畢業出社會工作後，她在工作上的表現相當出色，事業發展得很好，經常拿錢回家孝敬父母，甚至弟弟偶爾需要用錢，也總是她慷慨解囊。

幾年前，美憶遇到人生中的知心伴侶，步入了結婚禮堂，但一直沒有生小孩，直到快四十歲的時候才總算懷了孕，一等到孩子出生，她就決定辭職回家，當個全職媽媽。

成為家庭主婦之後，也少了收入來源，她無法像過去一樣常常拿錢回家，總覺得家人對待她的態度跟以前不太一樣了！以前爸媽和弟弟三天兩頭就打電話給她噓寒問暖，但現在卻很少聯繫，讓她感到沮

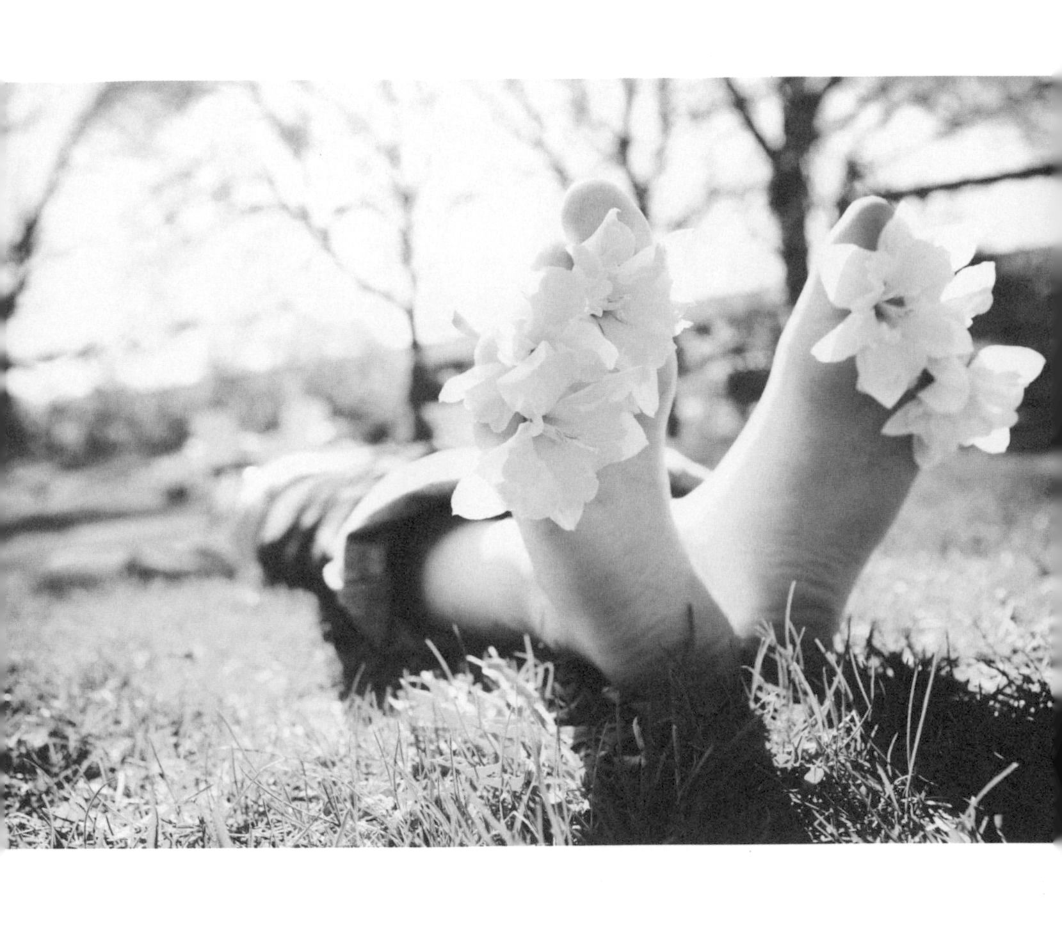

喪不已。她覺得家人好像不再像以前那麼愛她、尊重她，好希望能夠回到那個擁有財富和自信的自己……

「最近爸爸、媽媽很少打電話給我，難道是因為沒有拿錢回去的緣故？」她問我。

美憶認為有錢的時候，家人會比較尊重和愛她，但我反問她：「妳自己也是媽媽，妳會用錢來衡量自己對孩子的愛嗎？如果以後孩子長大了，妳是不是只有他給錢的時候，才會愛他呢？」

「當然不是！」她說自己很愛孩子，為了孩子連事業都可以放棄，想要陪伴孩子一起長大。若是日後孩子大了，與其拿錢回家，她更希望孩子能夠心裡經常惦記著父母，願意花時間和她一起吃飯、聊天，多一點相處的時間。

美憶一直自認是家裡最優秀的小孩，但是離開讓她如魚得水的職場後，她的自我價值感變得低落，為此而深感痛苦。

我問她：「那弟弟從小一直表現不如妳，妳是不是也帶給他很多痛苦呢？」

美憶聽了有點錯愕，因為她一向覺得自己比弟弟優秀，卻從來沒想過弟弟的感受，也沒意識到自己可能也造成了弟弟的痛苦。

另外，她想到以前自己經常打電話回家問候家人，以及詢問有沒有什麼需要幫忙的，自從辭職在家帶小孩之後，已經好久都沒有主動打電話回家了！上次她打電話回家，媽媽還關心地問：「最近是不是很忙？要好好照顧身體喔！」

轉念一想，她突然覺得自己知道該怎麼做了。

自信不是建立在外在的表象

在這個功利主義至上的社會，人們常把「金錢」視為人生中最重要的資產，但是當最基本的民生需求被滿足以後，大多數人仍然有來自人際關係的煩惱、無法滿足的慾望、對未來的不安恐懼……許多問題並非金錢能夠解決，即使是再有錢的人，也一樣無法克服這些難題。

很多人認為有錢才能得到他人的尊重，得到他人的尊重，會更有

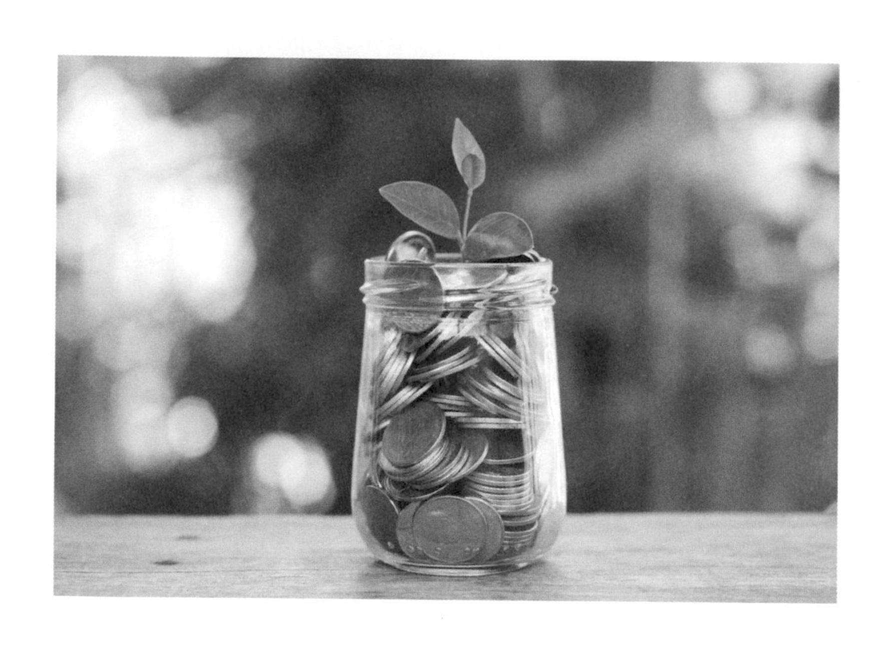

自信。但如果別人是因為有錢才尊重我們的話，那他們尊重的其實是錢，而不是我們。如果我們的自信是架構在別人的尊重上，那只是個空殼子，因為自信的背後，往往承載了很多的擔憂和恐懼，萬一有一天失去別人的尊重，自信也會跟著垮掉。

倘若你希望得到愛和尊重，就要給予愛和尊重。真正的尊重和愛，來自於我們對他人的尊重、慈悲和關愛；而要能夠對他人展現無條件的尊重、慈悲和關愛，前提是我們必須能夠無條件地接受自己和愛自己。

許多開名車、住豪宅、收入豐厚的人，老是覺得錢不夠用，羨慕那些比他們開更好的車、住更大的房子、賺更多錢的人，原因就在於這些鎮日追逐金錢的人，很難擁有真實而長久的喜悅。他們得到了某些夢寐以求的東西時的快感，或許可以釋放在追逐金錢過程中所產生的壓力和痛苦，但那種短暫的滿足感，並不是真正的快樂。

哥哥不要來搶我的愛

淑娟還小的時候，父母就離婚了，雖然她和哥哥的撫養權都歸給爸爸，但他實在無法一邊工作，一邊同時照顧兩個小孩，在不得已之下，只能讓淑娟跟著爺爺、奶奶住在鄉下，而把哥哥帶在身邊。也許是因為從小兄妹倆就分隔兩地的關係，長大後她和哥哥的關係很疏遠，也很少來往，而且只要想到哥哥，她的內心就不由得有股怒氣，總是暗自埋怨哥哥沒有照顧她這個唯一的妹妹。

有件事淑娟記憶很深刻，就是國三那年，哥哥回鄉下和他們一起過暑假，不知道為什麼，有次突然莫名其妙地打了自己一巴掌，當時除了疼痛之外，她感到憤怒又傷心，自此之後，就不願意再跟哥哥多說話。這麼多年下來，只要一想到哥哥，當年被打的委屈和怨恨，就會一股腦地湧上心頭……

淑娟常有一種胸口悶悶的，彷彿有什麼東西堵住的感覺，她來我的門診做諮商時，我請她回想當年哥哥在打她之前，兄妹倆之間的互動情況。

鼓起勇氣重新回到那個當下的淑娟，忽然發現自己當時對哥哥的態度竟然是那麼地不友善。

兄弟姊妹很多的家庭，常常會有互相爭寵的問題，特別是在父母離異，或是極度重男輕女的家庭下長大的孩子，更容易活在「不知道哪天會失去」的恐懼中，產生心理上的偏差。淑娟的情況也是如此，當年爸爸選擇把哥哥留在身邊，卻把自己送到鄉下，讓她的內心感到十分恐懼，總覺得自己已經失去了媽媽的愛，害怕接下來也會失去爸爸的愛……雖然爺爺奶奶都很疼愛自己，但是她心裡還是渴望著能夠和爸爸生活在一起，所以很羨慕跟在爸爸身邊的哥哥。

為了讓爸爸還有爺爺奶奶高興，她努力地用功讀書，各方面成績也遠比哥哥出色，因此，當她見到哥哥時，心裡難免有種覺得哥哥比不上自己的優越感。

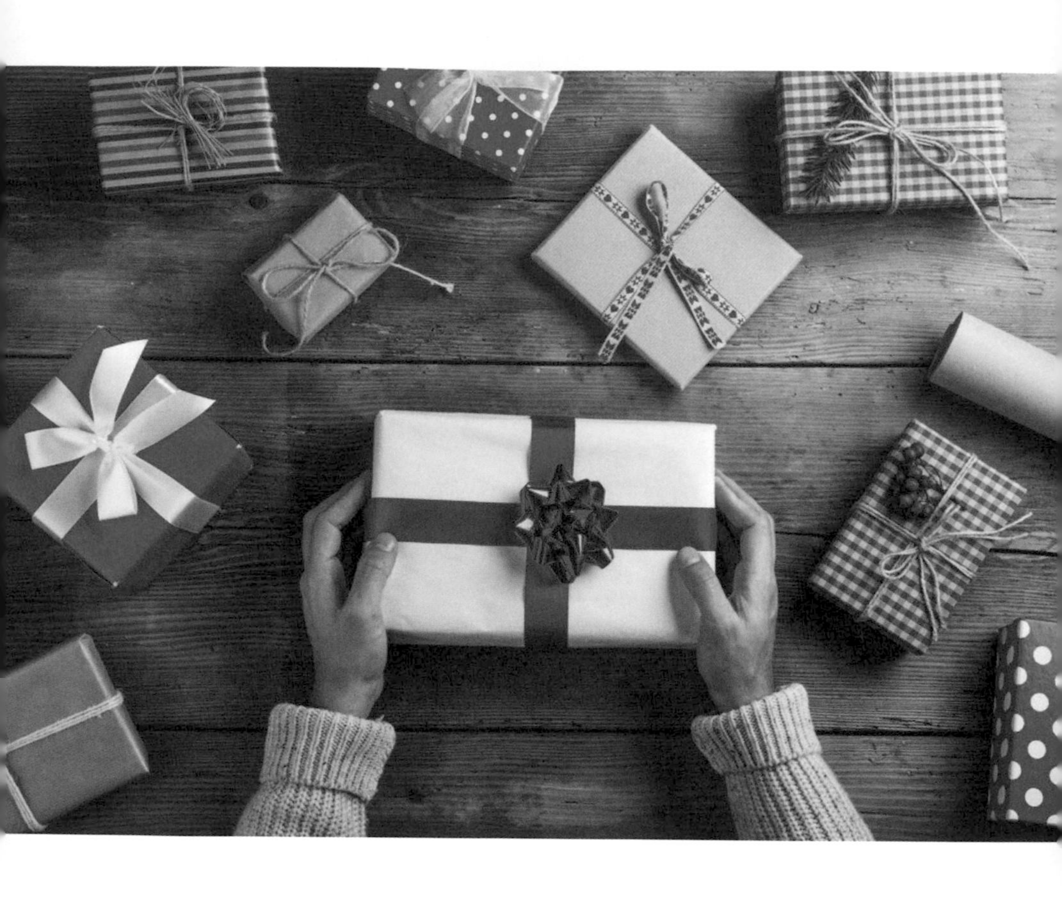

其實原本淑娟和哥哥感情很好，她也很想念哥哥，但是等到哥哥回鄉下住時，卻又隱隱擔心哥哥會搶走爺爺奶奶的愛，就像搶走爸爸的愛一樣；因此，為了向哥哥證明自己才是爺爺奶奶的寶貝，她刻意在他們面前力求表現，一下子取笑哥哥成績太差，一下子又向哥哥耀武揚威，不斷展現自以為是的優越感，讓哥哥氣不過，才會動手教訓了她。

看到自己對哥哥睥睨不屑的態度，淑娟終於了解哥哥當年修理她的原因，也突然意識到，自己可能讓哥哥的心裡受傷了。這麼一想，她對哥哥多年來的怨恨和抗拒頓時煙消雲散，取而代之的是滿滿的歉意；原本胸口的窒悶感，當下也消失無蹤。

挫折是生命的禮物

淑娟的父親離婚後將哥哥留在身邊，把淑娟送到鄉下和爺爺、奶奶住，使得她從小就缺乏安全感。雖然爺爺、奶奶很疼她，但她生怕祖父母的愛也會被哥哥搶走，才會不斷向哥哥挑釁，最後惹得他動手打人，也打壞了兄妹之間的感情。像她這樣在不安全感中的孩子，如果情緒沒有得到適當的安撫和照顧，長大後往往特別需要學習愛的功課，尤其是如何愛自己這門課。

無論生長在什麼樣的環境中，我們都無需怪罪父母或任何人，因為發生在自己身上的一切，無論好壞，只要你能夠靜下心去體會就會發現它們都是生命中最美好的禮物。尤其是那些令你感覺特別困難的事，背後隱藏的祝福與成長，往往更大、更豐富。

這些年我在診間遇過不少個案，都是兄弟姊妹之間翻臉，彼此不相來往多年，簡直就像仇人一樣；這樣的手足關係，往往讓當事人的父母內心十分傷痛。

如果兄弟姊妹之間無法和睦相處，互相友愛，就無法盡到孝道。其實，今世能夠成為一家人，有共同血緣的親人，一同相伴成長，真的是非常難得的因緣，一定要珍惜這樣的緣分。

凡是我們投向宇宙的一切，最終都將回到自己身上。宇宙的運行法則是「有因才有果」，今天我們所面對的一切，無論令人欣喜或挫敗，其實都只是我們曾有過的心念、言語或行為的迴響罷了。如果我們沒有投射出不好的心念、言語或行為，就不會接收到這樣的結果。所以當你因為兄弟姊妹的言行感到委屈或忿忿不平時，不妨誠實地問自己：「我是不是也曾經對他們投射出不滿或怨恨的心念呢？」

即使兄弟姊妹的個性南轅北轍，請試著結善緣、好緣，對自己、父母或是整個家族來說，都將是難能可貴的祝福。

我們都是一家人

怡安的家裡有三個兄弟姊妹，但是這些年照顧父母的重擔，全都落在了她一個人的身上，讓她十分痛苦。

怡安同母異父的弟弟和妹妹，仍然就學中，但與爸爸並不親近，每次回來時都只是為了跟她開口要錢。最近媽媽因支氣管炎住院，怡安身上的現金不夠付給看護，請妹妹暫時先出，沒想到妹妹竟然說她即將出國旅行，錢是要省下來當旅費的。聽到這裡，她的心都涼了！想到弟弟和妹妹平常不在意家中的情況，就連媽媽生病也不理會，好像照顧父母本來就是她一個人的責任，讓她愈想愈氣，也覺得壓力好大。

怡安不像弟弟、妹妹一樣自私，把自己顧好就好，即使辛苦，仍

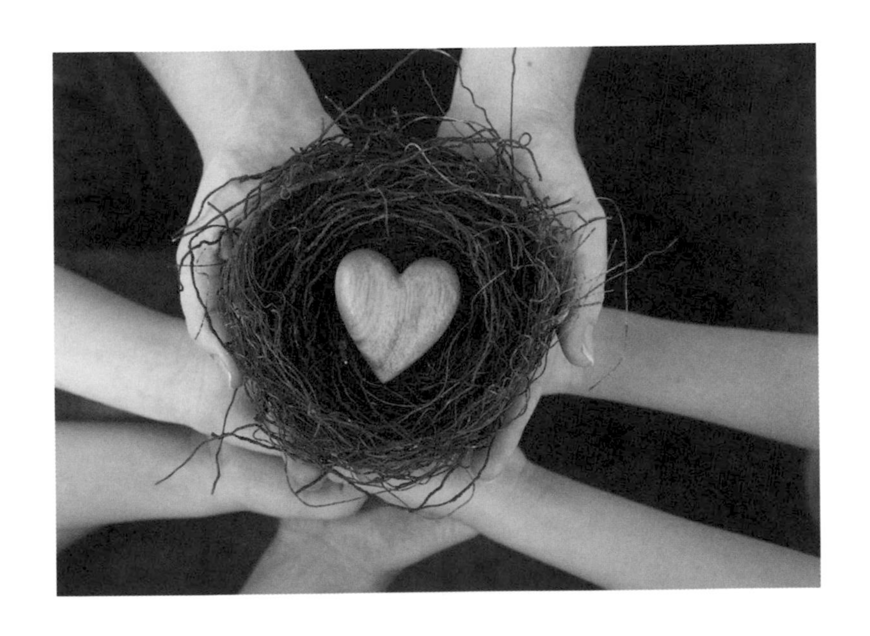

然心繫著這個家，其實是因為捨不得媽媽。媽媽第一次婚姻因為家暴問題而以離婚收場，沒想到嫁給新爸爸之後，還是脫離不了被家暴的命運，後來精神出了問題，在醫院住了好久，等到怡安讀高中時，爸爸才把她接回來，由怡安負責照顧。

怡安平常除了工作，還要看顧媽媽，家裡一有什麼事都推給她。這幾年她身體也不太好，體力愈來愈差，有時候不免擔心自己是不是得了什麼怪病，想到家裡沒有一個人替她著想，以後老了一個人的話，萬一身體不好手邊又沒錢怎麼辦，不免難過又憤怒。

盡心盡孝結好緣

怡安第一次前來我的門診時談到家人帶給她的困擾，我請她先靜下心來想一想：假如她是獨生女，本來就沒有兄弟姊妹可以分攤照顧爸媽的責任，對於目前的處境會有什麼感覺呢？

怡安想了一下說，如果真是那樣，反而可以單純地照顧父母，不會因為大家都不分擔責任而感到傷心、痛苦。

我告訴怡安，她之所以生氣，甚至激動到都要生病了！其實不是因為兄弟姊妹對母親的不聞不問，也不是父母偏心不公平，而是自己的想法造成的：「真是太不公平了，為什麼其他人什麼都不做？為什麼都是我在出錢？難道媽媽是我一個人的嗎？……」就是這樣的想法，讓怡安愈想愈氣，連身體都受到影響，其實我們無法干涉其他兄弟姊妹怎麼做，但自己的想法是可以控制的。

每個人和父母的因緣不同，有些人跟父母的因緣很深，他們的關係親密、互動良好；但有的人和父母關係卻很疏離，甚至像仇家一樣。每個子女跟父母之間有各自的因緣，怡安會覺得心疼、捨不得母親，當怡安對母親好的時候，心裡會覺得舒坦，要是有時候跟媽媽鬥嘴生氣，兩人處得不是很好的話，往往會感到難過和內疚，怡安一定是今世或前生也受到母親很多的關愛和照顧，所以彼此之間才會有這樣的羈絆，以及愛的能量流動。

兄弟姊妹沒有盡到孝道，或是分擔照顧父母的責任，並不是我們可以控制或決定的，在我們能力所及的範圍內去盡孝，至於其他兄弟姊妹要怎麼做，不是我們用來決定要不要孝順父母的標準，因為每個人都有自己生命的功課，與其跟兄弟姊妹比較誰做得多，誰做得少，搞到手足鬧翻或爭吵不斷，還不如真心祝福他們，也才能讓父母感到安慰。

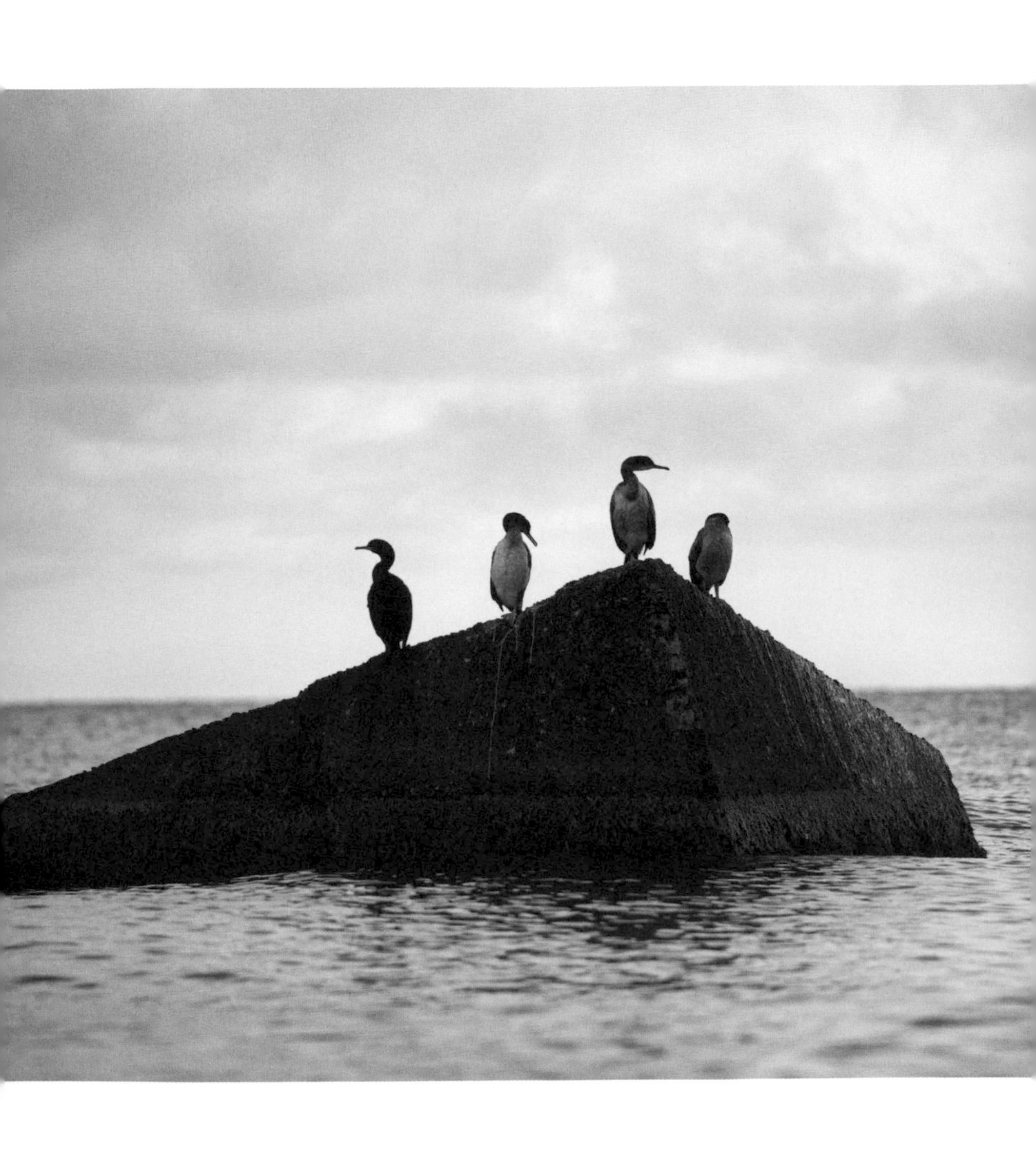

抱怨的反作用力

珮華的先生是家裡最小的兒子，但是婆婆住在安養中心的所有開銷，卻都是由珮華夫妻支出，有一次婆婆突然開刀住院，哥哥、嫂嫂和大姑、小姑頂多只拿出幾千元意思一下，其他的醫療費用就統統丟給他們夫妻負責。讓珮華更不開心的是，兄嫂妯娌不出錢也就算了，還不願意輪流到醫院照料，好像婆婆是他們夫妻兩人的，不關其他人的事。而最讓珮華無法釋懷的是他們經常在背後跟親友嚼舌根，說珮華夫妻的壞話，這些是非輾轉傳到她的耳朵裡，讓她好生氣，覺得實在是欺人太甚。

珮華認為自己一直任勞任怨、盡心盡力地照顧婆婆，從來沒有當面向婆家的人抱怨過任何事，實在不懂為什麼他們到處亂說話，她愈想愈對人性感到失望。其實珮華雖然從未在丈夫的家人面前把心裡的不滿說出來，卻常常在自己的親友間大肆批評，或是在心中暗自怒罵，即使對方沒有聽到，還是接收到她抱怨的能量，進而產生負面的感受。

人和人之間各有不同的因緣，照顧父母是自己的選擇，不需要跟別人比較或計較。如果不想做的話，也無需勉強自己，因為與其不甘願地做，但卻不斷地抱怨和生氣，還不如不要做。孝順父母是做子女的本分，也是難得的福報，跟父母關係好的孩子，是很有福氣的。此外身教比言教更有效，孝順父母必須以身作則，成為孩子的好榜樣，才能讓他們潛移默化地從中學習。

有個患者告訴我，她的哥哥、嫂嫂移居美國多年，偶爾回來台灣小住，對家人照顧父母的方式意見很多，不是教訓其他兄弟姊妹對父母不夠周到，就是管東管西，質問他們為什麼沒有好好照顧爸媽，讓爸媽生病？甚至連兄弟姊妹的孩子要怎麼管教也要干涉。這些學歷較高或是事業成功的人，很容易帶著優越感指揮別人，雖然是發自於關

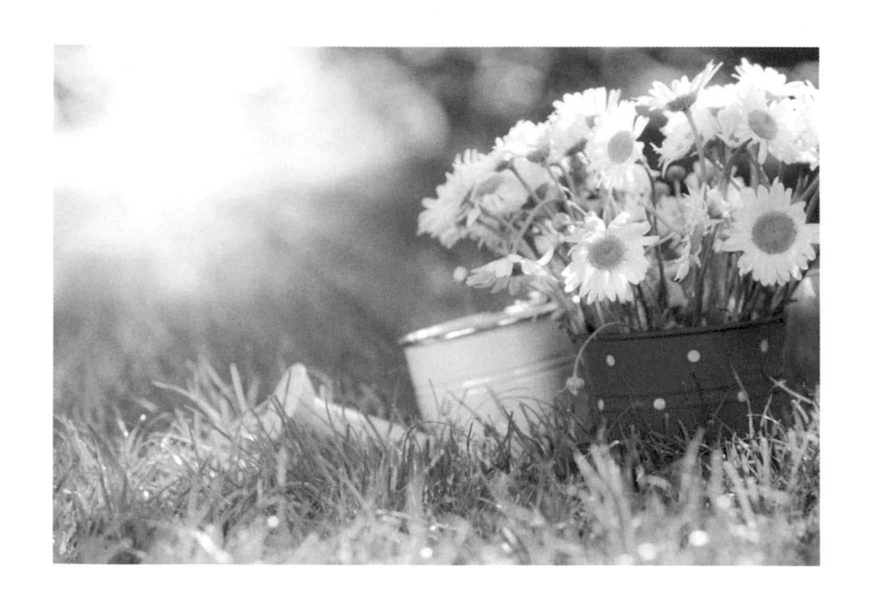

心的好意，卻帶給家人很大的壓力與反感。

遇上這樣的親友，要尊重他們表達意見的自由，至於是不是要遵循他們的意見照著做，端看自己的選擇，可以謝謝他們的關心和好意，但提醒他們要尊重別人可以有不同的做法和想法，可以提供建議，但不需要一直干預，不然他們應該自己來照顧父母，那樣的話就可以按照他們的方式去做。我們無法改變別人，但是要記住，這個世間有因才有果，得到「果」的時候，要去追溯「因」是來自哪裡，自己是否也常對他人管東管西和批評呢？如果不想要這樣的結果，就要去改變根本的因，不然就會一直陷在委屈、不舒服的能量裡，讓自己感到萬分痛苦。

種什麼因得什麼果

不知道你是否有過這樣的經驗：明明對方笑臉迎人，口裡說的都是好話，但卻可以感覺到他其實在生氣，事後也證明對方當下的確懷有怒意。很多時候，言語未必要說出口或是訴諸於文字才會產生作用，只要念頭一出現，即使只是在心中暗想，也一樣會產生能量，讓對方感受得到。

「好事不出門，壞事傳千里」，抱怨的話語總是很快就會傳到對方耳裡，對方基於自我防禦，在為自己辯護之餘，很可能就會順勢說出心中的不滿。一旦話語說了出口，繞一圈再回到自己耳裡時，往往已經被加油添醋，甚至變得極不堪入耳。

根據吸引力和業力法則，如果一個人沒有發射出某種能量，就不會接收到那樣的能量。倘若你發現很多人在背後道是非的話，不妨檢視一下自己，是不是釋放出「論人是非」的能量？一旦形成這樣的心念，最後我們所發出的能量終究會回到自己身上。要是你經常在心裡批判別人的言行舉止，或是抱持不屑、鄙視、恥笑甚至咒罵的態度來看待別人的行為，就要懂得反省自己，以免有一天自食苦果。

很多人遇到不如意的事情時，習慣向人吐苦水，來抒發內心不愉快的感受。事實上找人吐苦水並不是理想的處理方式，因為吐苦水的同時，不僅強化了那些負面的感受，而且創造了更多抱怨的負能量。所以當你感到心裡不舒服時，不妨好好地覺察這種感受從何而來，並且容許自己與它和平共處。因為感受只是感受，沒有任何的真實性，何況它會不斷地變化，所以無需加以抗拒或緊緊抓住不放，這麼做都是徒勞無功的。

當你喜歡抱怨別人，說別人的不是時，一定會招來抱怨和批判。所以，除了不在他人背後蜚短流長，避免議論紛紛之外，也要學著掌握自己的心念，不要讓紛雜的思緒混亂了自己的心，才能真正避免陷入被流言困擾的痛苦深淵。

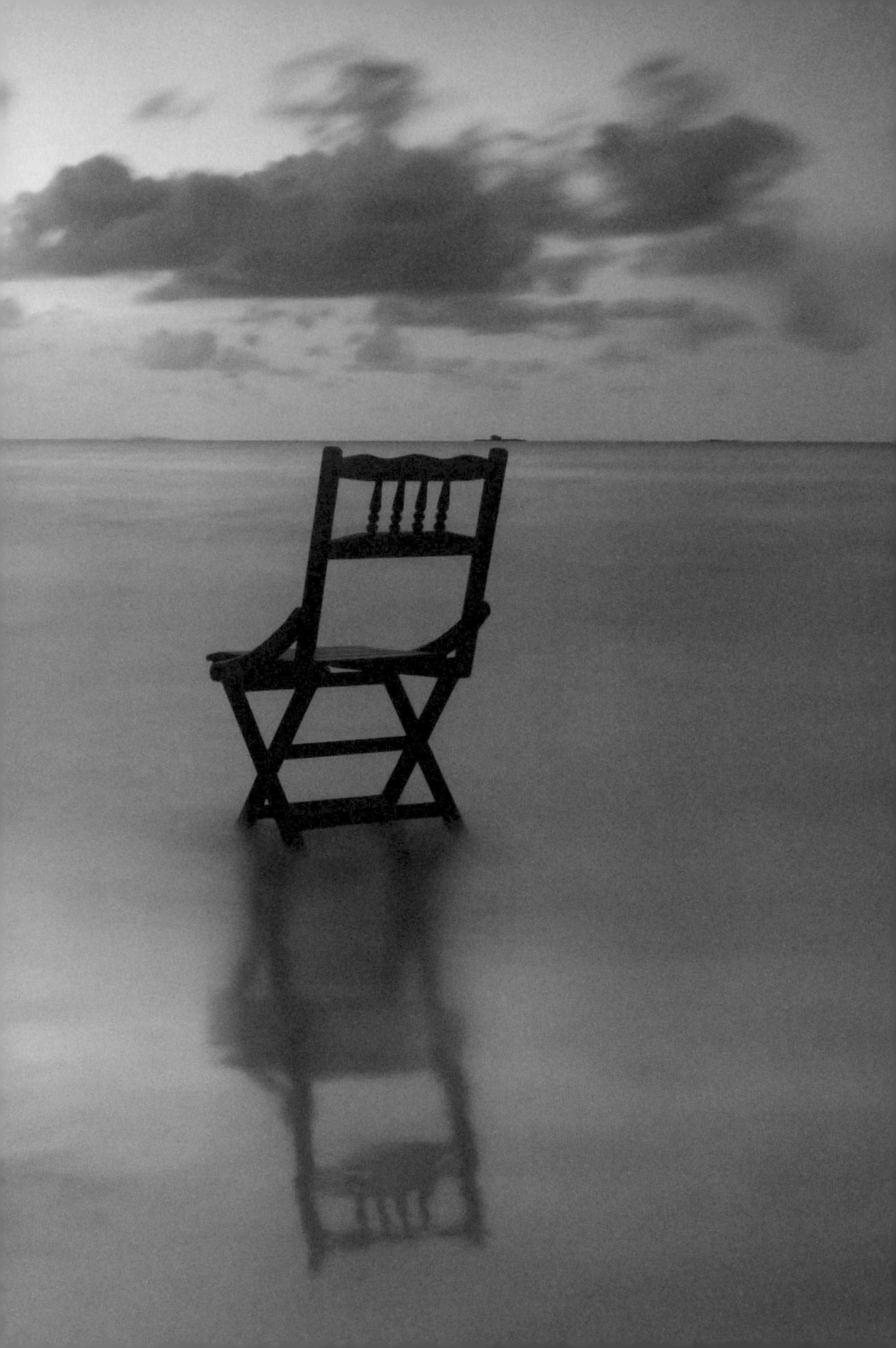

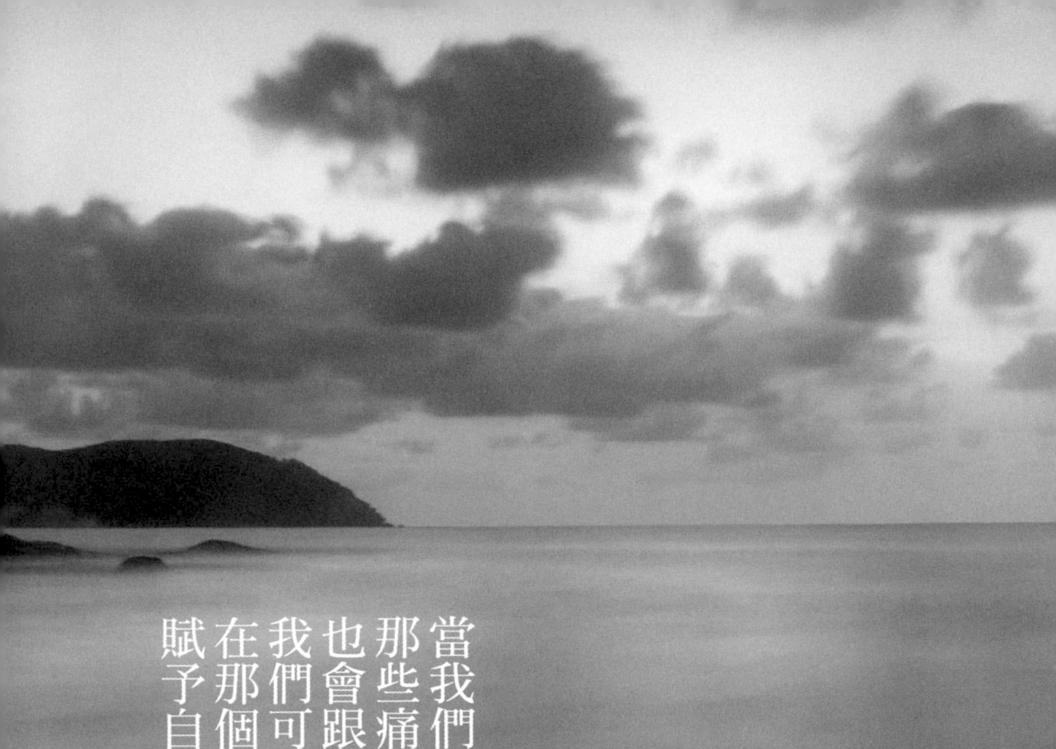

當我們改變了想法，
那些痛苦翻騰的記憶
也會跟著轉為平靜。
我們可以重寫我們記憶中的感受，
在那個痛苦的記憶裡，
賦予自己新的力量。

別陷入「比較」、「計較」的框架

育婉和明凱每年都會安排帶小孩子出國走一走，原本今年兩人想趁著寒假帶小孩去東京迪士尼樂園遊玩，但是準備訂機票和飯店時，卻因為要不要帶各自的爸媽同行而吵了起來。

育婉的妹妹因為抽不出時間陪媽媽出國玩，這次願意全額支付媽媽的旅費，請她帶媽媽一起去。對育婉來說，能夠帶媽媽一起出去散心又不用出錢，自然覺得很高興，心想明凱應該也很樂意這麼做。

沒想到當育婉一提出這個要求，明凱馬上就拒絕了，理由是如果只帶岳母同行的話，他的爸爸、媽媽會不高興。他對育婉說：「如果要帶岳母同行，那麼爸媽也要一起去，否則就統統都不要去。」問題是，如果公公、婆婆同行的話，旅費可是一筆不小的支出。

育婉不明白，在沒有額外支出的情況下，讓媽媽一起去為什麼不行？但好說歹說，明凱就是堅持不同意。這讓育婉很生氣，想到以前他們曾經帶著公公、婆婆去香港玩了四天三夜，為什麼現在帶自己的母親出國一個星期就不行，無論如何，這次一定要帶媽媽同行，也因此和明凱吵得不可開交。

將心比心，維持伴侶和諧的關係

育婉因為執著於之前曾經單獨帶公婆出國玩，所以下定決心，這次一定要帶自己的媽媽出國才公平，卻沒有顧及明凱的難處。

由於岳家和婆家兩家人住得很近，平日經常互相走動、串門子，要是公公、婆婆發現自己的兒子和媳婦竟然只帶岳母出國，心裡一定很不是滋味。比較好的方式，其實是邀請公公、婆婆一起同行，如果負擔他們的旅費有困難，也不妨坦白告知，在經濟能力許可的情況下，大家各自分擔一部分，應該不是太大的問題。

如果育婉為了賭一口氣，寧願兩邊的家長都不帶，反而錯失了和媽媽一起出遊的機會。父母年紀大了，能陪伴他們的機會愈來愈少；如果現在出國玩都不帶父母，孩子看在眼裡，以後也很難指望他們長大會願意帶著父母一起出去玩。

育婉的不滿，不僅讓自己掉進了「比較」和「計較」的框架裡，也反應了她對另一半缺少體諒的心。

談戀愛的時候，為了讓對方開心，我們往往樂於付出，也會因為對方所做的一點小事情而感動半天，享受著兩人世界的甜蜜滋味。但大多數人在交往或結婚一段時間後，就會把對方為自己所做的一切視為理所當然，也沒有動力再去為對方做些什麼。這時候「比較」和「計較」的意念愈來愈強，感情因此漸漸變淡，當批評、生氣、不滿、抱怨……等情緒不斷地累積，最後一觸即發時，將導致彼此的關係惡化、破裂。

在婚姻中想要和伴侶維持良好的互動，有三件事是我們必須努力做到的：一是付出愛和關懷，不求回報；二是感恩對方為我們所做的

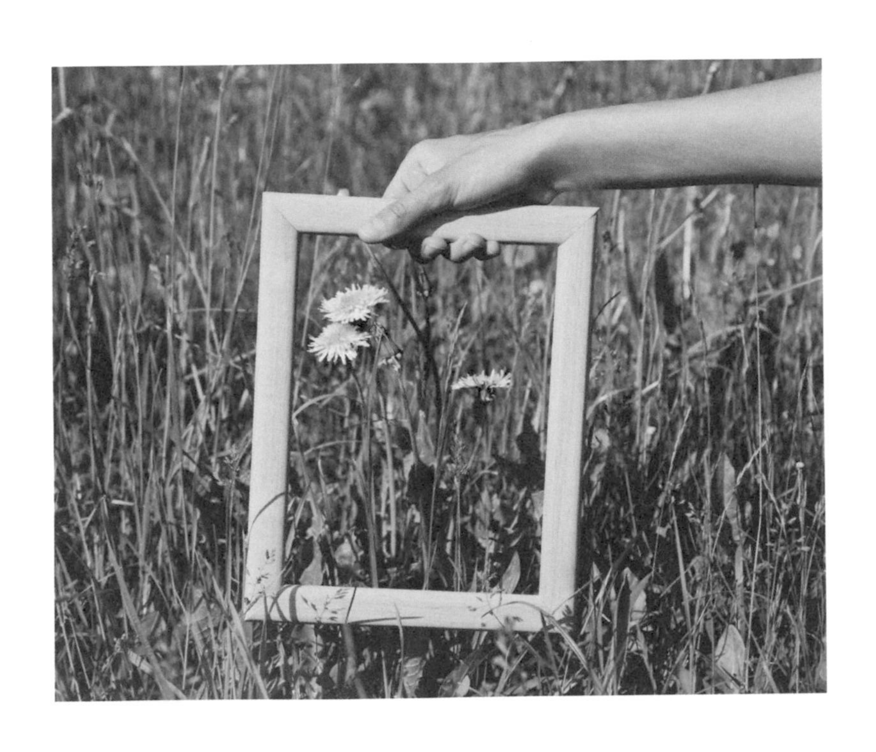

一切；三是真心地讚美、欣賞和尊重對方。如果可以做到以上三點，彼此的感情會更穩固，婚姻更幸福美滿。不僅是對待伴侶如此，如果與朋友、家人來往互動時也能這麼做，相處時也會更加和諧融洽。

母親對孩子的付出因為沒有比較與計較，就算付出再多，依然充滿愛與喜悅的感受。所以，「比較」與「計較」的痛苦，完全是自找的。婚姻關係是需要經營的，如果凡事可以站在對方的角度來考量，懂得尊重彼此的差異，即使意見不同，也不會強求對方必須和自己一樣。再者，成熟理性的伴侶也不會斤斤計較，誰做得多、誰做得少，誰付出得多、誰付出得少，誰賺得多、誰賺得少，讓生活陷在輸贏勝負的對立之中。

婆媳之間

受過高等教育的雅莉，擁有一份收入穩定、光鮮亮麗的工作，她和先生的感情不錯，兩個孩子也都健康可愛，從各方面來看，都是令人稱羨的「人生勝利組」，但她卻常常因為婆媳問題生氣、感到心煩，不時讓自己搞到胃痛、偏頭痛。

雅莉對於教養孩子很有自己的想法，為了孩子的健康著想，她嚴格禁止孩子吃零食及垃圾食物，可是同在一個屋簷下的婆婆因為寵愛小孫子，總是趁她不注意時，私下偷偷地買零食給孫子吃；每次無意中被她發現時，只能壓抑內心的不滿，好聲好氣地提醒婆婆，這些零食對孩子的健康有害，希望她不要再給孩子吃了。

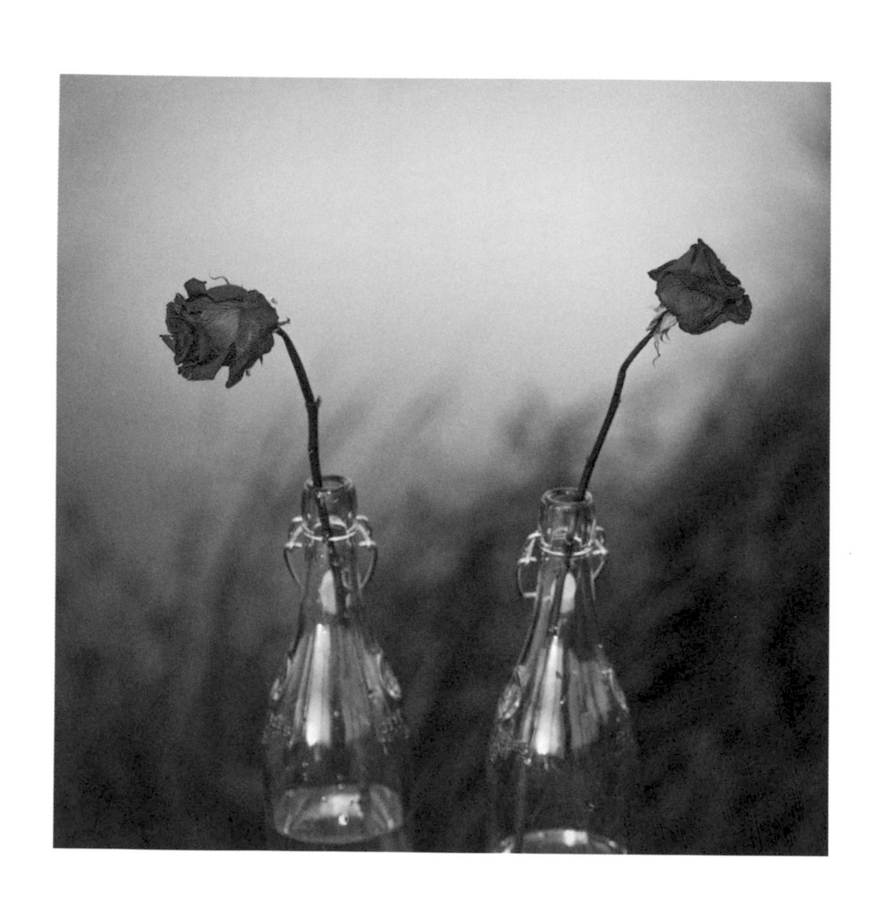

可是婆婆總是禁不起孫子軟硬兼施的要求，還是常常背著雅莉給孫子買零食，讓她覺得裡外不是人；每次一旦發現孩子又偷吃了零食，她心中一把火就忍不住燒了起來，但礙於婆婆的威嚴，也只能敢怒不敢言。

除了婆婆寵溺孫子的作為讓雅莉十分氣惱之外，也很受不了婆婆雜亂無章的生活方式。有潔癖的雅莉對於居家環境要求很嚴格，但是婆婆年紀大了，對於很多事情就沒那麼在意，有時候碗盤還沒洗乾淨就放回櫃子，食物掉到地板也不會立刻撿起來，有幾次她好意提醒，卻弄得大家不開心，讓她和婆婆之間的隔閡愈來愈深，壓力也愈來愈大。

雅莉總覺得婆婆是故意和自己唱反調，她都已經百般退讓、盡力配合了，婆婆卻還是我行我素，甚至對鄰居說自己的媳婦太難搞，讓她實在不知道怎麼做才好，所以老是覺得胃不舒服，頭痛也常常發作，連肩膀都僵硬得不得了！

改變看事情的角度，周圍世界也會跟著轉變

每次雅莉跟婆婆說，請她不要給孩子吃零食時，雖然話說得很委婉，但語氣中往往不自覺地流露出「我比妳能幹聰明，妳太落伍了，根本就不懂」的心態，即使沒有說出來，對方也可以感覺得到。像這樣帶著指責、批判、強迫的溝通方式，注定會失敗。

話說回來，我們從小到大吃過不少不健康的食物和零食，只要不是常常吃、天天吃，人體都有一定的代謝能力，可以處理垃圾食物，不需要搞得全家人緊張兮兮的。阿嬤疼孫子是天經地義的事，她偶爾和孩子開心地吃東西，讓祖孫都高興；雅莉與其在婆婆面前臭著一張臉，不如一起共享當下的愉快氣氛，並且在心裡感恩婆婆對孫子的照顧與疼愛，事後再用尊重的態度跟婆婆溝通，效果會好得多。

其實雅莉看到孩子吃零食時，與其跟婆婆講道理、生悶氣，不如找時間陪伴她一起上街買菜，挑選比較健康的零食，或是帶著婆婆參加健康課程講座，讓她也能夠成長，拉近彼此的距離和想法。

每個孩子都是獨立的生命個體，本來就要慢慢地學習跟不同的人來往，在一個家庭裡，多元化的教養方式對孩子來說未必不好。而家人之間的衝突常常來自於想要控制對方，期望對方按照自己的意思行事。事實上，如果能夠彼此尊重，人和人的相處就可以和諧得多。

每個人的生活方式本來就不一樣，有些人為了省水，所以洗碗、洗衣都是馬馬虎虎地沖水晾乾就好；有些人什麼東西都洗得很乾淨，甚至一天要洗好幾次澡。如果雅莉覺得婆婆碗洗得不乾淨，那麼就自己去洗；看不慣婆婆的東西沒有收拾好，就舉手之勞，幫她收好。但是在做的時候要記住，是因為自己看不慣才需要自己動手，不是別人的錯，所以不要一邊做一邊在心裡抱怨，才不會結下惡緣。

每個人都有自己的標準，如果別人願意配合自己的標準，就要感恩；如果不願意配合的話，也是個人的選擇，我們必須尊重。

至於婆婆對雅莉的不滿，也是因為雅莉期待婆婆認同她的表現，事實上，別人的情緒或不滿意，是別人的問題；而我們的氣惱、壓力或傷心，是我們自己的問題，會有這些情緒，經常是因為帶著「你應該要對我滿意」的期待，無法接受「你對我不滿意」的可能。所以當雅莉知道婆婆竟然有「不滿意媳婦」的念頭時，才會那麼難受；說起來，雅莉不也是「看不慣」婆婆嗎？我們必須允許別人有對自己不滿意或不喜歡自己的權利，畢竟我們也做不到讓所有人都喜歡，或是對他人的所有言行都滿意；有了這樣的體會與認知，與人相處時，反而更加輕鬆自在。

如果我們老是用同樣的方式處理事情，期待他人改變來配合自己，問題往往很難解決，只會讓自己卡在同樣的困境中無法前進，不可能用同樣方式而期待會有不同的結果出現。

人與人之間的能量是互通的，一旦創造了讓對方不滿意自己的因，自然會導致對方不滿意自己的果。我們的世界是我們的心所創造的結果，所以一旦看事情的角度轉變，周遭的世界也會跟著轉變。直視自己的問題當下雖然很痛苦、難受，但只有如此，才能讓自己的生命成長，進而脫離困境。

家家有本難唸的經

每當電話響起，嘉珍就不免心頭一驚，擔心又是爸媽或弟弟、弟媳打來的電話。

這些年媽媽和弟媳的關係很不好，導致弟弟和弟媳夫妻間爭吵的問題也變得愈來愈嚴重。而身為長姊的她，總是被迫接收來自四面八方的抱怨，大家都習慣向她吐苦水，要她評評理，卡在家人中間的她，常常左右為難，不知道如何是好。

其實嘉珍的父母很疼孩子，雖然彼此從來不會說什麼肉麻的話，更沒有擁抱之類的肢體接觸，但從小爸媽就把她和弟弟照顧得很好，不愁吃穿，也沒有感到匱乏的地方，算是幸福和樂的家庭。

婚後住在外地的嘉珍雖然很少回家，但看到家人氣急敗壞、委屈又傷心的樣子，自己卻什麼忙也幫不上，就覺得好無力。

幾年前嘉珍的媽媽被醫生診斷得了憂鬱症，爸爸也因為跌倒導致行動不便，弟弟和弟媳一方面要工作、教養兩個小孩，一方面又要照顧父母十分吃力，加上母親生病後情緒不穩，動不動就對弟媳惡言相向，父親的個性又很固執不好說話，所以家裡氣氛總是很緊張。

弟媳受不了這種排山倒海的壓力，常常跟弟弟起口角，或是三天兩頭打電話給嘉珍哭訴，搞得她心裡也跟著七上八下，愈來愈焦慮；雖然嘉珍明白弟媳照顧一家老小很辛苦，卻也不免在心裡暗自埋怨，為什麼她不能懂事一些，對父母多付出一點耐心與包容呢？

嘉珍知道自己應該多回台南探望父母，但每次愈接近回家的日子，她就愈想逃避，內心也感到莫名的恐懼……

每個人都有自己的難題

嘉珍一直掛念著家人，卻不知怎麼做才好，為了不得罪任一方，所以決定漠視家人之間的裂痕。

我們常常看到某些家庭一旦出了問題，家人間就開始互相指責、推諉，但是怪罪或爭吵並無法解決問題，有些人為了維持表面和平，採取隱忍不說的方式，覺得這樣做才不至於傷害對方，但是不斷累積憤怒、抱怨等負面情緒能量，往往會讓彼此的敵意更深，最終家人關係還是會愈來愈糟。

事實上，無論是親子、婆媳、夫妻或是手足之間的問題，都不是當事人之外的第三者應該干涉或介入的，必須帶著柔軟心和同理心，真心地祝福家人，才能找到與對方和諧共振的相處方式。

我調整了嘉珍的情緒能量場之後，請她練習在內心對著父母與公婆行大禮拜，發自內心地祝福媽媽、弟妹，甚至是自己，都能夠在這些過程中有所學習，同時感恩這一切的發生。

當弟媳打電話來向她抱怨哭訴的時候，不要一方面覺得自責，另一方面卻又暗暗責怪她，而是好好傾聽她的心情。

嘉珍調整心念後，不再焦急著想要解決媽媽和弟媳之間的爭端，原本憂慮的心念不見了，不但可以輕鬆地面對家人，家人也因為她真誠溫柔的態度，開始願意放下原本防備武裝的心情。雖然彼此之間還需要時間消弭先前的不愉快，但大家都能夠較為平心靜氣地看待事情，家中的氣氛也比以前好很多。

很多問題的解決，仰賴的是智慧和良好的人際關係，如果平常對待朋友很真誠，一旦需要別人幫助時，自然會有善緣出現。

聖嚴法師說：「用智慧處理事、對待事，用慈悲處理人、關懷人」，我們常常會用煩惱處理事、對待事，用黏著的癡情或厭惡的抗拒處理人。對喜歡的人就拚命靠近和討好對方；對於不喜歡的人就容易生氣或嗤之以鼻。

用煩惱處理事，所以看不清楚問題所在，常常愈弄愈糟，愈糟愈煩，像無頭蒼蠅找不出頭緒。改變別人很困難，常常愈是想要改變別人，彼此的關係愈是糟糕。所以面對困難時，我們需要的是改變自己，而不是壓抑內心的憤怒，拚命隱忍。試著讓自己更柔軟、更慈悲、更同理、更懂得釋放自己的情緒，不把自己的痛苦怪罪他人。當我們開始轉變自己時，周遭的人也會慢慢跟著改變。

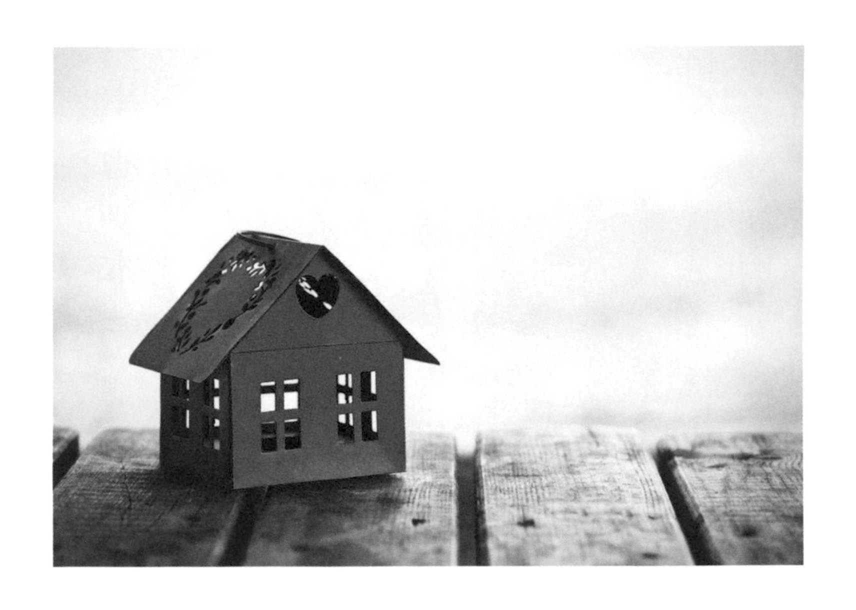

改寫生命劇本

鈺菁很少和父母來往，除了平日甚少聯絡，就連逢年過節也不想回家。她和父母親的關係淡薄，是因為她始終沒有從童年時期的陰影中走出來；從鈺菁和姊姊有記憶開始，就要扛起照顧家庭的責任，面對各種殘酷的現實考驗，這讓她們長大後深深感覺人生悲苦，覺得活得很沒有希望。

幾年前和她最親近的姊姊一時想不開，想要早點結束生命，所以喝農藥自殺，更是讓她傷心欲絕！雖然當時醫護人員緊急將姊姊的生命搶救了回來，但也只是延後死亡的時間，最後還是因為腸胃嚴重灼傷而往生。每次她一想到姊姊臨終前的痛苦，心裡就好難過，也愈加痛恨沒有盡到照顧孩子的責任的父母親。

很多人的生命痛苦來自於卡在過去的傷痛裡，他們希望自己的故事不是這樣發生的：希望自己的父母不是酒鬼、不是賭徒，希望家庭幸福美好、父慈子孝，希望自己的伴侶沒有出軌，希望自己沒有被人拋棄或被羞辱……但真實生活經常和期待有所落差。這些「期待落空」的記憶，讓他們不斷地掉入痛苦的深淵，走不出來。

許多的憤怒，並非源自於他人的行為，而是來自內心的期待，像是期待父親身為一家之主，應該要成為家庭的經濟支柱，母親必須為了家庭犧牲奉獻，要照顧好孩子，當事實並非如此時，便產生了抱怨和生氣；從另一個角度來看，對已經發生的事實發脾氣或無法接納事實，這是自己的想法和情緒問題，跟有什麼樣的父母親真的無關，即便再好的父母，也可能無法滿足愛抱怨和覺得他們不夠好的子女，而表現再差的父母也可能有對他們很敬愛的子女。

其實，想法或跟隨著記憶而來的情緒是可以被改變的，當我們改變了想法，那些痛苦翻騰的記憶也會跟著轉為平靜、祥和。我們可以重寫我們記憶中的感受，在那個痛苦的記憶裡，賦予自己新的力量。

轉換心念，讓悲苦的試煉綻放出蓮花

鈺菁從小在艱困的環境中成長，一直覺得自己的生命很悲苦，但人往往在歷經大悲苦之後，才會獲得讓生命更加閃耀的珍貴禮物。

遇到受苦的人，我們可以同理，但不必同情，因為悲苦的人，本質上和大家都一樣，沒有高低好壞，同情容易讓我們產生我比你優越的情懷；苦不苦其實並沒有絕對性或真實性。苦的滋味往往是因為內心的想法，而非事實讓人痛苦；是因為我們對那個情境貼上了悲苦的標籤，才會苦不堪言。就好像孔子的得意門生顏回說的：「一簞食，一瓢飲，在陋巷，人不堪其憂，回也不改其樂。」生活簡陋，換成別人很可能悶悶不樂，但顏回卻能樂天知命，所以苦或不苦，往往是我們內心所賦予的意義與價值，就像現代也有很多人樂於生活在鄉野或山間，嚮往簡單的生活與緩慢的步調。

人往往是因為給悲苦賦予負面的意義，抗拒悲苦、討厭悲苦，所

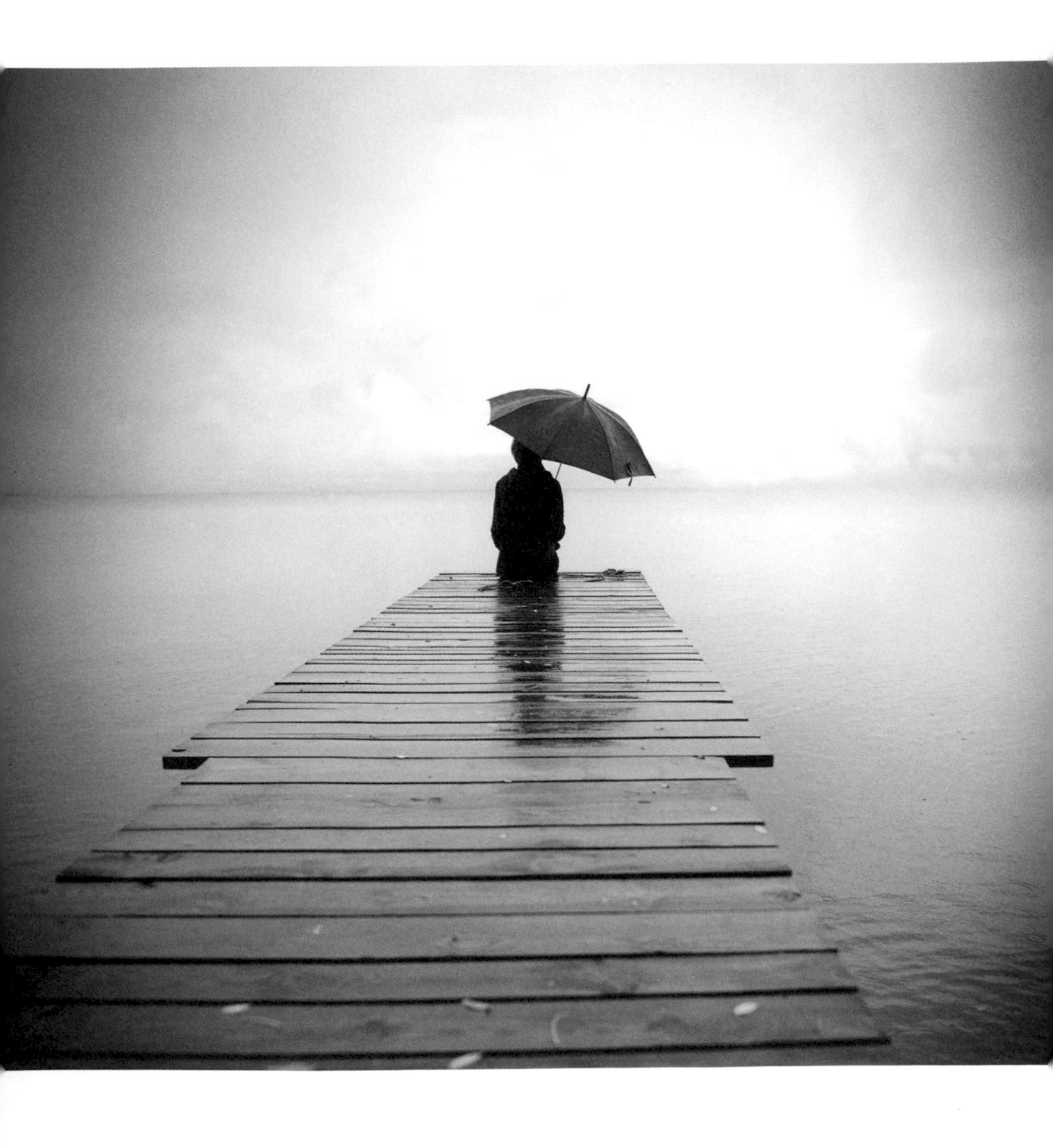

以才會無法接受悲苦。如果我們可以接受悲苦，就會明白它是生命中一個很自然的過程，一件事對甲而言也許是悲苦，但可能是乙的喜樂。受苦的人生中有一朵很漂亮的蓮花正在努力想要綻放，我們只要帶著歡喜祝福的心，等待它的綻放。

每個人的內在本質都有一朵美麗的蓮花，開花的過程需要等待，如同打造一個絕美的金屬作品就必須先冶煉，透過烈火燒烤的千錘百鍊，歷經千辛萬苦，才能創作出不朽的傑作。我們不會覺得這些作品因為被炙燒敲打而覺得可憐，因為這正是要成就大器必經的過程；人生也是如此，儘管生命歷程中有許多跌宕、磨練，也只是讓我們成為更好的自己，所必然的試煉。

手足的難題

湘庭的腰椎已經痛了十幾年了，去年開始連肩頸肌肉都會痛，雙手也感到無力，經人介紹來看我的門診，能量測試之後，我發現湘庭有很多生氣、傷心和不安的能量。

一直未婚單身的湘庭，有五個兄弟姊妹，其中有的長期失業，卻不積極求職，有的經商失敗，負債累累，動不動就跟湘庭伸手要錢，如果湘庭不給，被媽媽知道的話，媽媽就會生她的氣，為了不要讓媽媽不開心，只好一直把自己辛苦攢下的錢借給兄弟姊妹。

這些年湘庭覺得自己年紀大了，身體大不如前，有時會擔心自己是不是得了什麼怪病；兄弟姊妹三不五時跟湘庭要錢，讓她覺得好像有個永遠填不滿的洞，就算以前借出去的都算了，但是眼看自己愈來

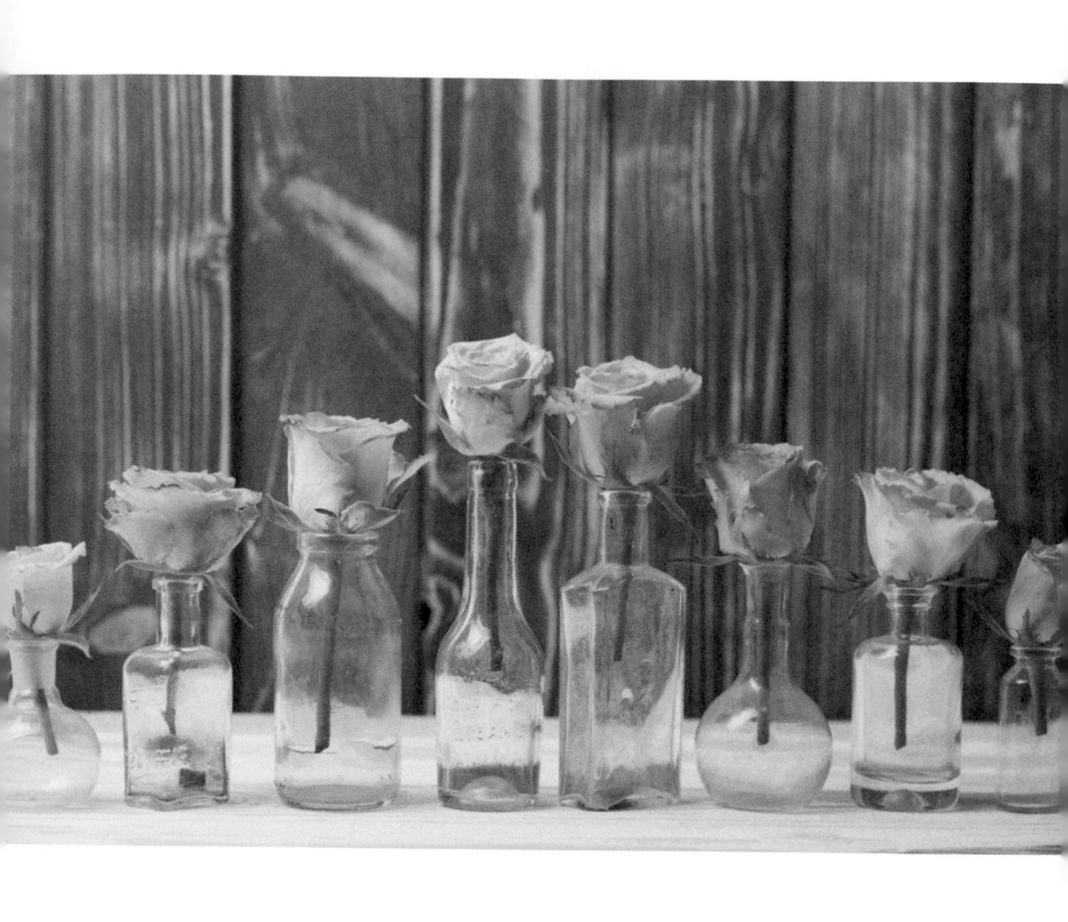

愈老，想到兄弟姊妹如果把自己的錢都拿走，自己退休之後沒人照顧，也沒有積蓄，萬一生病真不知道如何是好。

湘庭的不舒服是來自於生氣、不安和無力感，因為內心覺得自己不斷地付出，擔心以後沒錢，想著如果自己生病了，或許兄弟姊妹就不會再來要錢了。因為這樣的想法，身體不自覺會配合著生起病來，而且很難痊癒。湘庭的雙手無力是內心充滿無力感的反應，而肩頸僵硬疼痛則是因為壓力和怒氣長期累積的結果，只有當她願意把卡住的心能量打開，才能讓自己不再感覺無力生氣或充滿壓力，肩頸、腰椎和雙手不適的問題才能得到改善。

我告訴湘庭，對母親而言，手心手背都是肉，你和兄弟姊妹都是她的孩子，難以割捨，所以希望比較有能力的孩子可以去幫助比較沒有能力的，並不是媽媽不疼妳。湘庭與其跟兄弟姊妹鬧翻或生氣，還不如祝福和敬重他們的生命，在他們開口請湘庭幫忙的時候，她應該要尊重自己的想法，不要勉強自己，如果決定伸出援手，則必須是無條件的幫助，不帶有任何期許，而且也要有智慧地提供協助。

兄弟姊妹是生命的共同體，一定是有很深的緣分才能當手足，所以兄弟姊妹有難時，我們很難袖手旁觀，但是我們也得要讓他們有機會學習承擔個人的生命功課，當我們一直在為兄弟姊妹負責時，無形中剝奪了他們學習成長的機會，導致他們很難為自己的生命負責。因此在感謝兄弟姊妹來到我們的生命，願意無條件愛他們的時候，也要提醒自己放手，讓他們成長。

即使是同父同母所生的兄弟姊妹，也會有「結好緣」和「結惡緣」的不同情形，經常聽到手足之間因為金錢借貸而反目成仇的事件，令人感到唏嘘。兄弟姊妹有難，理當盡力幫忙，但即使是兄弟姊妹間的金錢借貸，也最好事前講明歸還的期限並開立借據，尤其是如果借錢的一方曾有欠錢未還的紀錄，事前講明白反而可以避免日後起爭執，有借有還、再借不難，要是一方欠另一方太多，或是不按照規定償還，對彼此而言都是一種壓力，施與受要平衡，關係才會平衡。

如果湘庭選擇不把錢借給兄弟姊妹，就要接受他們可能會有生氣或傷心的情緒，但是生氣是自己的問題和責任，湘庭只要尊重和允許手足們可以有這樣的感受就好，若是她因此感到內疚，就要接受自己的內疚感受，因為我們所有的行為和選擇都會帶來相對應的結果。

如果是我的，終究會回到我身上

對已經發生的事，我們應該要學習接受和放下，畢竟所有事情都有其因果，金錢也是，如果是屬於我的，流也流不掉，即使暫時流出去，也會透過不同的管道再流回來；如果不屬於我，怎麼也無法強求留住，世間的能量場就是這樣的流動。

人活著，只要願意接受一切的發生，願意去體驗不同的生命方式，就可以感到很心安、寧靜。很多時候我們的不安害怕是因為我們抗拒，不願意接受所發生的一切。放開心就放開身，心卡緊了，身體就跟著卡緊，久了就會出現肌肉僵硬、骨刺，骨頭移位、彎曲等身體變形扭曲的問題；一旦心放鬆了，身體也會跟著放鬆，如此變形的身體才有可能慢慢恢復，因此保持內心的正念是最重要的。

不怕失去的愛

明慈是個溫柔體貼的好太太、好媽媽，她將孩子和先生的生活起居打點得井然有序，從吃什麼到穿什麼，每件事都安排得好好的，所以先生和孩子很依賴她，身邊的朋友也總說她是標準的賢妻良母，每次聽到這些話，明慈心裡都覺得很滿足，因此更盡力去扮演好妻子與母親的角色。

可是，最近明慈和先生開始經常起口角，每次只要先生不按照她的意思去做，或是晚上有什麼飯局沒事先跟她報備，事後才知道的她就會大發雷霆，認為先生不尊重她。就連上了國中的兒子，也三天兩頭地跟明慈頂嘴，常常嫌她管太多，尤其孩子正處於青春期的叛逆階段，更是無法接受緊迫盯人式的管教，經常躲進房間不理她，讓她既

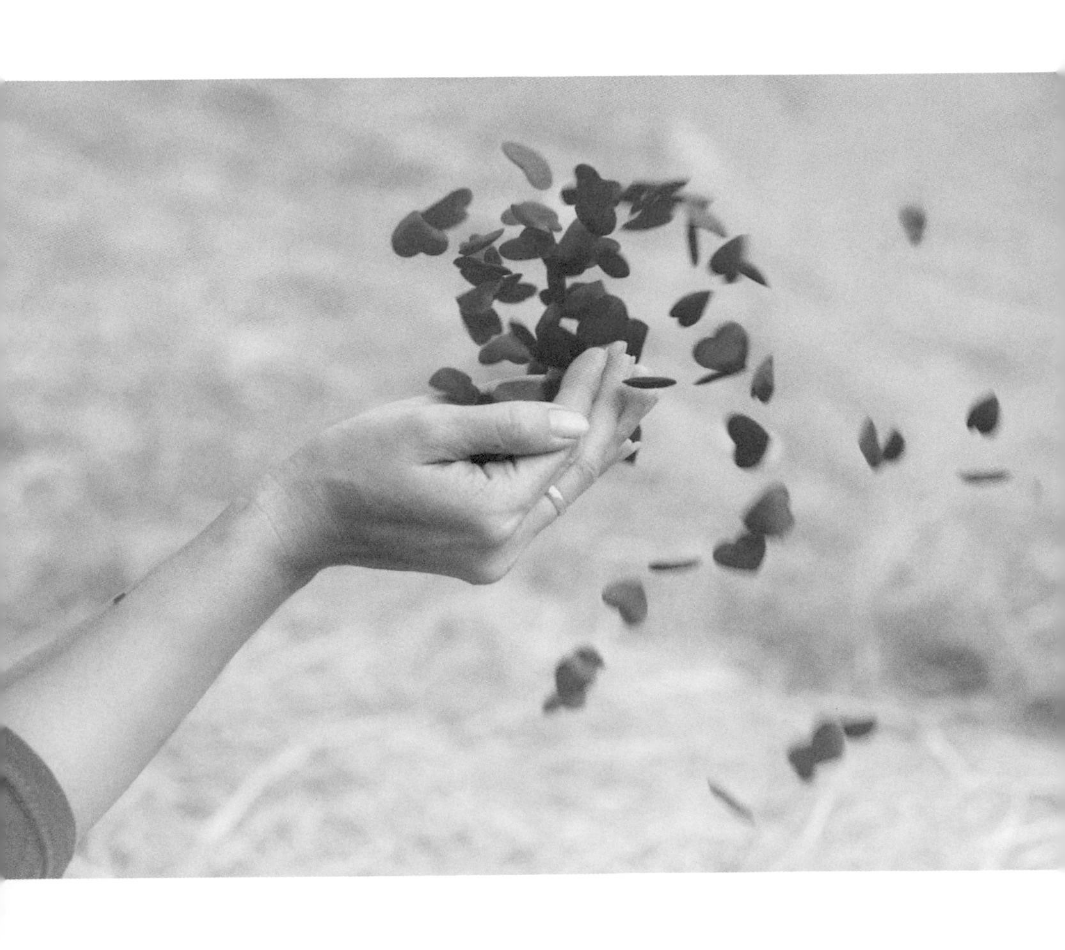

傷心又生氣。明慈認為自己為家人付出那麼多，她的一番苦心卻無人聞問，老是被嫌棄，愈想愈心寒。

除此之外，年邁的父母由於年事已高，身體狀況大不如前，許多慢性疾病徵兆像是高血壓、高血糖、高膽固醇，體重過重……也一一出現，讓明慈感到十分擔憂。為了父母的身體健康著想，她建議爸媽調整原本重鹹、重油的飲食習慣，多吃蔬菜，但是每次回家吃飯，看到桌上仍然是大魚大肉，就讓她忍不住搖頭；她覺得父母親太不愛惜自己的身體了，要是生病的話，拖累的不只是自己，也會連累家人。但她的態度對父母來說卻形成了一種壓力，無形之中，對她也有一種無法說出口的埋怨。

眞正的愛，不應帶有任何動機與目的

有些人天生就樂於服務和照顧別人，如果出發點是純粹的關心和體貼，那麼即使他人不願意配合，也不會感到不開心。可是很多人看似體貼的行為背後往往隱藏著自己也沒有意識到的，想要控制他人的欲望，甚至是更深層的恐懼，對改變或失去的恐懼。就像明慈為先生打點一切，表面上似乎是為了對方好、關心對方，但潛意識裡卻抱持著希望對方依照自己期待的方式過生活的意念。所以當先生沒有配合她的安排時，就會覺得生氣、不滿甚至不安。

這時候，應該要誠實地面對自己，找出不開心的原因；追根究柢，常常是因為內在需要被肯定的需求沒有被滿足而已。明慈對家人無微不至的關心和照顧，期待他們能夠感謝自己的用心付出，認定自己是生活中不可或缺的角色，但也不自覺地想要控制甚至主導他們的人生。

如果她能夠坦誠地問問自己對父母生氣的原因，可能會發現，在她的內心深處其實是擔心父母的健康，害怕失去他們；一旦父母生病之後，自己肩上的負擔又會加重，或是自己的經濟情況也不太好，可能無力照顧他們，還有害怕失去父母、害怕死亡，因此反應才會這麼激烈。

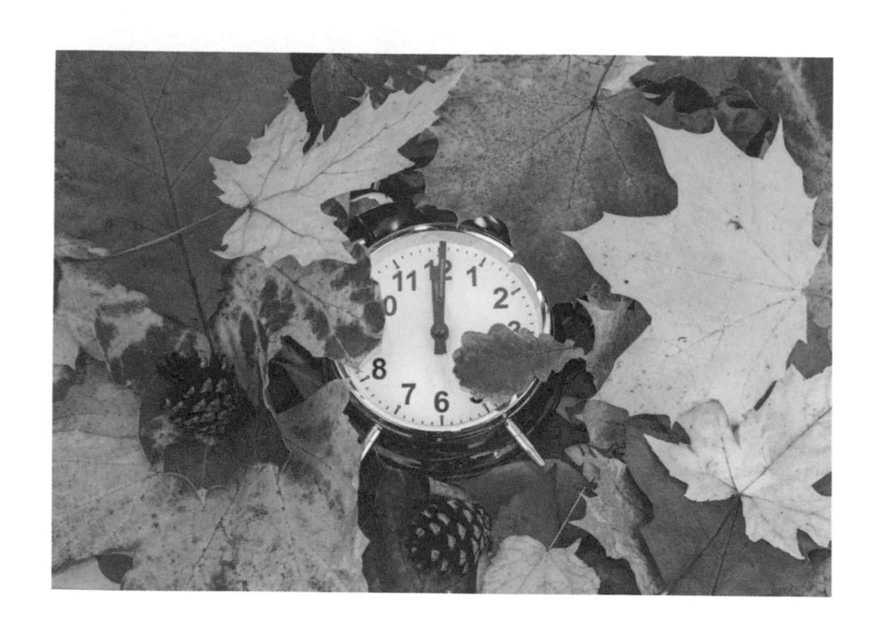

同一件事情，每個人的情緒反應經常大不相同，由此可見，問題不在事件本身，而在自己的心。所以一旦有了負面情緒，應該試著去釐清自己為什麼會有那樣的反應，即使這個過程很難受、不容易，但是在一次又一次的練習後，我們終會成為情緒的主人。

真正的愛，不應該去期待得到什麼回饋，或者需要別人的肯定才付出；而給予愛的一方，往往也會是收穫最多的。每個人都是獨立的個體，即使關係再親密的家人或朋友，我們不可能左右他們的人生，一如我們不可能把自己的人生交給別人來決定。只有不帶任何目的、沒有貪求或欲望的愛，才能真正感動彼此，讓付出愛的人，以及接受愛的人，都能在其中得到幸福。

好好說再見

我遇過一些親子關係不佳的案例，在處理過程中追溯問題的源頭常常會發現，這些當事人之所以溝通困難，與父母親年輕時的親密關係沒有好好地結束有關。

凡走過必留下痕跡，所有跟我們有過重要交集的人，往往會在我們的生命中產生持續性的影響，即使我們的潛意識覺察不到，但它卻一直存在。

啟恩從小就跟爸爸不親，長大之後，父子兩人的相處變得更加困難，總是說不到兩句話就起衝突，要不然就是像陌生人一樣，見了面也好像不認識一樣。曉翠對此百思不得其解，因為啟恩從小就跟在父母身邊，先生也很疼愛孩子，對他的照顧從來沒少過，不懂為什麼他們父子之間就是處不來。

我測驗了啟恩的能量場，感受到他對爸爸有一股敵意，而這股敵意又跟另外一股力量相互連結，於是我問曉翠婚前是否有過親密男友，她也說出了自己當年和前男友交往時劈腿導致分手的一段往事。

原來曉翠認識志豪的時候，已經有一個交往多年、論及婚嫁的男友，但是當她遇上志豪後又情不自禁地喜歡上他，背著當時的男友和志豪偷偷交往。後來男友發現曉翠劈腿，既憤怒又傷心，而她夾在兩個男人中間糾纏了好久也不好受，雖然心裡知道自己愛志豪多一些，卻又捨不得和前男友多年的感情，最後是前男友受不了她的三心二意選擇分手，並且在雙方互相怨恨交惡的情況下，結束了這段維持多年的感情。

曉翠自知劈腿在先理虧，但前男友也做了傷害她的事，因此兩人並非和平分手，甚至是帶著怨恨的心情分開，從此不相往來。而曉翠在分手之後沒多久就和志豪結婚、共組家庭，隔年便生下了啟恩。

志豪和啟恩父子倆的疏離，跟曉翠與前男友彼此怨恨的能量有關，因此必須要先處理這段不愉快的關係。我請曉翠在心裡真誠地對前男友懺悔，祈求前男友原諒她，同時發自內心感謝前男友在那些年用自己所能做到最好的方式來愛護照顧她，真誠地祝福前男友也可以找到適合的對象，並且請前男友能夠祝福她的婚姻和家人，讓彼此都能好好地繼續往前走。

曉翠照著我的話去做了。隔了幾天，她打電話告訴我，突然接到前男友打來的電話，他對於自己過去曾經帶給曉翠傷害表達了歉意，也很感謝她那些年的陪伴。

因為前男友的和解電話，曉翠開始可以笑看當年那段往事，不再對過去抱持著遺憾和怨恨的心情。她覺得神奇的是，經過這件事之後，啟恩跟志豪的感情也逐漸有了改善，原來人與人之間的能量都是互相連結的。

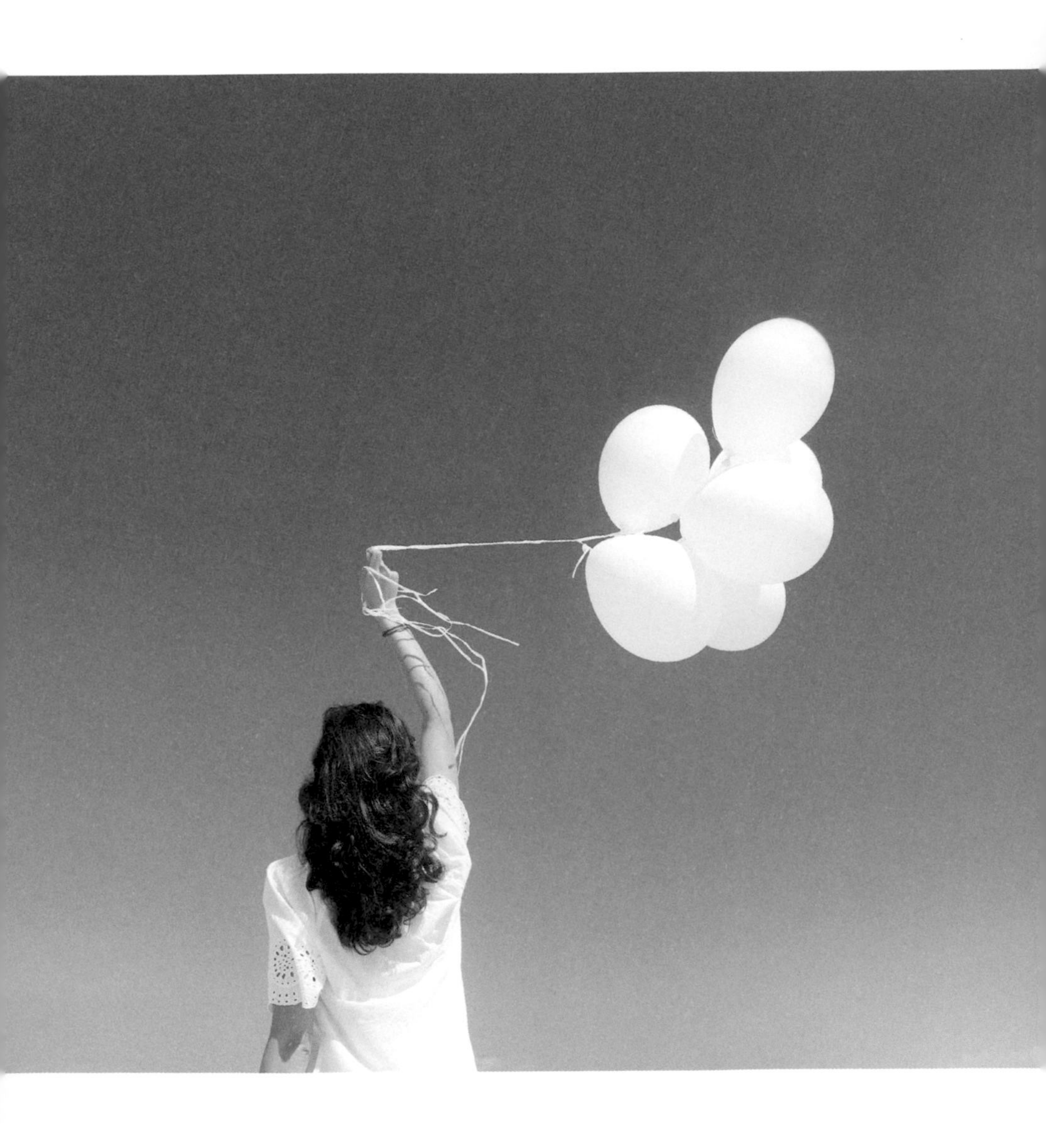

告別過去，迎向嶄新的人生

對於那些在我們的生命中出現過、曾經陪伴過我們的重要的人，無論最後因為什麼理由決定分開，都要盡量平和地說再見，才能讓彼此的人生得以往前進。

我們常看到很多夫妻離異後，會不斷灌輸孩子另一半不是的觀念，甚至要求孩子選邊站，對無辜的孩子來說，是一件非常殘忍的事情。孩子的身上有著父母雙方的能量，數落任何一方，都會讓孩子感到痛苦與憤怒。夫妻之間的關係會改變，丈夫可能變成前夫，妻子可能變成前妻，但對孩子來說，父母永遠都是父母，他們是父母愛的結晶，孩子身上的能量需要父母彼此尊重和感恩，才能夠和諧順暢。

所以一旦夫妻之間感情出了問題，即使離婚了，也要真心原諒、尊重及祝福彼此，感謝對方曾經付出的愛和努力。就算雙方早已互不往來、甚至失聯，還是可以在心裡祝福和感恩對方。當我們祝福和感謝別人的時候，身體所有的細胞都會接收到好的能量，因此自己往往也是最大的受益者。

尊重、感謝和祝福前伴侶，對於未來的伴侶關係也比較好。假如我們一直對伴侶心懷恨意和敵意，很可能會在新的伴侶身上看到很多那些令人厭惡、反感的影子，那麼談下一段感情時，往往也很容易失敗。

每個人的世界都是自我投射的結果，人和人的緣分如果盡了，該感謝的要真誠地感謝、該道歉的要真心地道歉、該原諒和放下的也要讓它過去，如此一來，生命中善的循環才能被啟動，繼續往好的方向運轉。當我們懂得用祝福與感恩的眼睛來看待世界，才有機會遇見幸福，並且迎接更美好的人生。

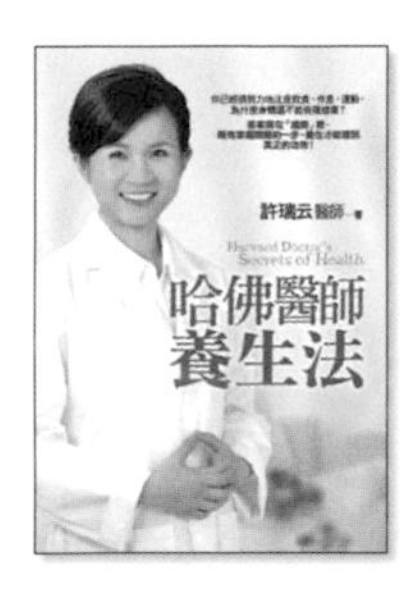

小S現身說法，
哈佛醫師治好了她多年的胃腸毛病！

哈佛醫師養生法

許瑞云醫師◎著

早餐最好吃鹼性食物，生食正午時段吃對身體最好，少吃糖抗老化，最好別用微波爐……曾是哈佛主治醫師的許瑞云，透過本身對中、西醫和自然療法、能量醫學的深入了解，加上豐富的臨床經驗，從飲食面切入，告訴你最完整、最正確的養生方式。只要掌握「吃對食物」、「選對時間」、「用對方法」三大原則以及關鍵的細節，就能讓你的身體輕鬆回復到最健康、最自然的狀態！

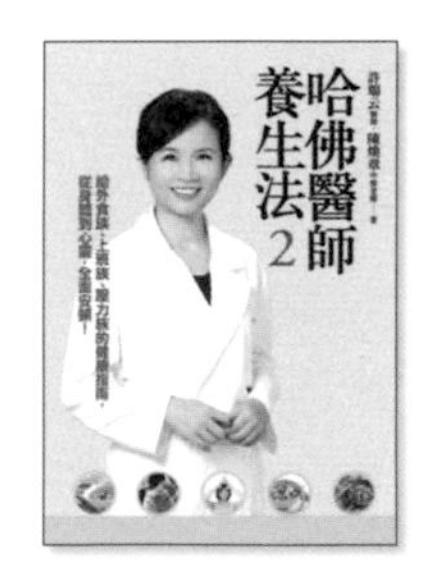

給外食族、上班族、壓力族的健康指南，
從身體到心靈，全面安頓！

哈佛醫師養生法2

許瑞云醫師、陳煥章老師◎著

容易「毒」從口入的外食族要如何解毒？被工作追著跑的上班族要如何提升效率？ 全身「這裡疼、那裡痛」的壓力族要如何放鬆？曾任美國哈佛醫院醫師、現任慈濟醫院主治大夫的許瑞云醫師，與深入研究能量療法多年的陳煥章老師，從醫學理論與實證經驗出發，針對天然飲食、生活習慣與能量運動，提供最實用的「養身」建議，更提出深層的「養心」指南，幫助你從內到外，身心全面提升！

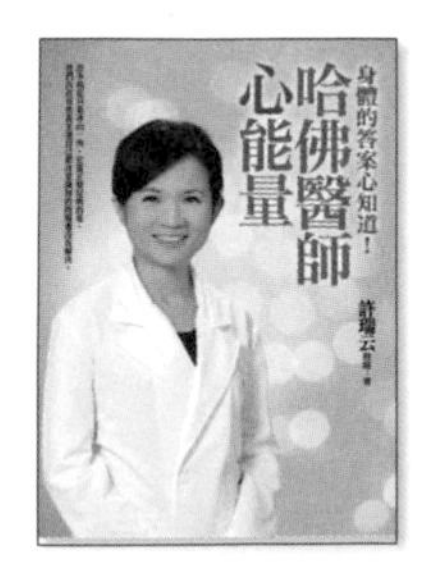

爲什麼有些病老是治不好？

哈佛醫師心能量

許瑞云醫師◎著

人之所以會生病，其實常常是心理影響到生理，長期的壓力、不滿、憤怒、怨恨，都可能讓身體的臟器產生質變。所以醫病要先醫心，想要治癒那些反覆發作、無法根治的疾病，就要不斷去觀照、調整自我的情緒和心念。哈佛醫師許瑞云帶領我們從「心」出發，發現並解決那些埋藏在內心深處的恐懼和不安，療癒我們與自己和家人的關係，無論生活還是工作，都將進入全新的境界。

國家圖書館出版品預行編目資料

轉念，與自己和解：哈佛醫師心能量2 / 許瑞云作.
-- 初版. -- 臺北市：皇冠文化, 2016.03
面；公分. -- (皇冠叢書；第4526種)(哈佛醫師心關係；1)
ISBN 978-957-33-3216-9(平裝)

1.心靈療法 2.身心關係

418.98　　105001980

皇冠叢書第4526種
哈佛醫師心關係1

轉念，與自己和解
哈佛醫師心能量2

作　　者—許瑞云
文字整理—廖慧君
發 行 人—平　雲
出版發行—皇冠文化出版有限公司
台北市敦化北路120巷50號
電話◎02-27168888
郵撥帳號◎15261516號
皇冠出版社(香港)有限公司
香港銅鑼灣道180號百樂商業中心
19字樓1903室
電話◎2529-1778　傳真◎2527-0904
總 編 輯—許婷婷
美術設計—王瓊瑤
著作完成日期—2015年12月
初版一刷日期—2016年3月
初版十六刷日期—2023年12月
法律顧問—王惠光律師

讀者服務傳真專線◎02-27150507
電腦編號◎561001
ISBN◎978-957-33-3216-9
Printed in Taiwan
本書定價◎新台幣320元/港幣107元